Bernd Meyer

Professionalität und Autorität in der psychiatrischen Pflege:

Eine empirische Studie zum Verhalten von psychiatrischen Pflegefachkräften in Konfliktsituationen

disserta Verlag

Meyer, Bernd: Professionalität und Autorität in der psychiatrischen Pflege: Eine empirische Studie zum Verhalten von psychiatrischen Pflegefachkräften in Konfliktsituationen. Hamburg, disserta Verlag, 2015

Buch-ISBN: 978-3-95935-006-8
PDF-eBook-ISBN: 978-3-95935-007-5
Druck/Herstellung: disserta Verlag, Hamburg, 2015
Covermotiv: © laurine45 – Fotolia.com

Bibliografische Information der Deutschen Nationalbibliothek:
Die Deutsche Nationalbibliothek verzeichnet diese Publikation in der Deutschen Nationalbibliografie; detaillierte bibliografische Daten sind im Internet über http://dnb.d-nb.de abrufbar.

Inhaltsverzeichnis

Zusammenfassung 9

Vorwort 10

Einleitung 12

1 Konfliktfelder der in den Tätigkeitsbereichen der psychiatrischen Pflege .. 14

2 Professionalisierung in der Pflege 17

   2.1 Professionalisierung der psychiatrischen Pflege 18

   2.2 Zum beruflichen Selbstverständnis der psychiatrischen Pflege 21

   2.3 Zum Verständnis von Psychosen 25

   2.4 Psychiatrischen Pflege und Ethik 28

      2.4.1 Theoretische Grundlagen 30

      2.4.2 Ethische Prinzipien und moralisches Handeln in der psychiatrischen Pflege 35

   2.5 Zusammenfassung 44

3 Explorative Studie 47

   3.1 Auswahl und Begründung der Fragen 49

   3.2 Auswahl und Begründung der Fallbeispiele und der dazu gehörenden Fragen. 53

4 Ergebnisse 60

   4.1 Ergebnisse und Interpretation der persönlichen Daten 61

   4.2 Ergebnisse und Interpretation der Fragen zum Berufsverständnis 63

   4.3 Zusammenfassung berufliches Selbstverständnis 68

5 Ergebnisse geschlossene Fragen zu den Fallbeispielen 70

   5.1 Auswertung der offenen Fragen zu den Fallbeispielen 71

      5.1.1 Argumente gegen die Durchführung der ärztlichen Anordnung in den Fallbeispielen 80

      5.1.2 Vergleichende Betrachtung der TeilnehmerInnen, die in beiden Fallbeispielen die Anordnung nicht ausführen 82

      5.1.3 Argumente bei einer Durchführung der ärztlichen Anordnung in den Fallbeispielen 84

   5.2 Interpretation der Aussagen bei einer Durchführung der ärztlichen Anordnung in beiden Fallbeispielen 85

6 Zusammenfassung und Diskussion der Ergebnisse **89**

7 Ausblick **96**

Literaturverzeichnis **99**

Anhang 1: Fragebogen **110**

Anhang 2: Auswertung Berufsverständnis **117**

Anlage 2.1:   Auswertung der Fragen zu den Fallbeispielen 124

Anhang 3: Skript der offenen Fragen zu den Fallbeispielen **127**

Anlage 3.1:   Argumente gegen die Durchführung der Anordnung in
Fallbeispiel 1 128

Anlage 3.2:   Argumente für die Durchführung der ärztlichen Anordnung in
Fallbeispiel 1 137

Anhang 3.3:   Argumente gegen die Durchführung der Anordnung in
Fallbeispiel 2 152

Anlage 3.4:   Argumente für die Durchführung der ärztlichen Anordnung in
Fallbeispiel 2 158

Anlage 3.5:   Argumente der Teilnehmerinnen, die sich in beiden
Fallbeispielen gegen die ärztliche Anordnung entscheiden 177

Zusammenfassung

Die Fragestellung dieser empirischen Arbeit war:

- Wie entscheiden und argumentieren psychiatrische Fachpflegekräfte in Situationen, die als Kontrasterfahrung zwischen dem eigenen beruflichen Selbstverständnis und ärztlichen Anordnungen erlebt werden?

- Gibt es Unterschiede, die sich aus Faktoren wie Geschlecht, Alter, Berufserfahrung oder beruflichem Selbstverständnis ableiten lassen?

115 angehende psychiatrische Fachpflegekräften wurden hinsichtlich ihres beruflichen Selbstverständnisses befragt. Hier konnte eine sehr hohe Übereinstimmung mit dem, aus der Literatur abgeleiteten, Selbstverständnis der psychiatrischen Pflege festgestellt werden. Dies wurde als Beleg für die Professionalisierung der psychiatrischen Pflege wahrgenommen.

Ob diese tatsächlich in der Praxis wirksam wird, sollte in einer empirischen Studie überprüft werden.

Dazu wurden den TeilnehmerInnen zwei Fallbeispielen präsentiert, in denen eine ärztliche Anordnung dem proklamierten beruflichen Selbstverständnis deutlich widersprach. Auch wäre, in beiden Fällen, bei der Ausführung der Anordnung, gegen geltendes Recht verstoßen worden.

Fast alle Befragten erkannten auch, dass die Ausführung der Anordnung schädliche Folgen für die Patientinnen haben würde und gaben an, dass ein deutlicher Widerspruch zwischen ihrem professionellen Verständnis und den, an sie gerichteten, Anforderungen erlebt wurde. Die überwiegende Mehrheit hielt die Anordnungen für falsch.

Die Erwartung, dass eine deutliche Mehrheit der Befragten die Durchführung der ärztlichen Anordnung ablehnen würde, wurde durch das Ergebnis widerlegt. Nur 14 von 115 Befragten lehnten in beiden Fallbeispielen die Durchführung einer, als falsch und schädlich eingeschätzter, ärztlicher Anordnung ab.

Deutlich wurde, dass Professionalität in der psychiatrischen Pflege zwar proklamiert, nicht aber gelebt wird.

Vorwort

„Warum tun Pflegende das, was sie tun" (Orem, 1997) diese Frage, mit den Worten: „warum machen Sie das?" an Pflegende in der Praxis gerichtet, wird sehr häufig damit beantwortet: „Weil der Arzt es angeordnet hat." Diese Aussagen sind weitgehend unabhängig vom Ort der jeweiligen Pflegepraxis. Selbst in Einrichtungen der Altenpflege oder Wohneinrichtungen für chronisch psychisch kranke Menschen, in denen keine Ärzte präsent sind, bleibt die Antwort gleich.

Wenn ärztliche Anordnung dann auch noch als „nicht gut" oder gar als „schlecht" erlebt bzw. erkannt werden, verändert sich die Antwort nur insofern, dass sie lautet: „Weil der Arzt es angeordnet hat *und ich dagegen nichts machen kann.*"

Bei der Beschäftigung mit der jüngeren Geschichte der Pflege, vor allem der Pflege im Nationalsozialismus, entsteht bei solchen Antworten, wenn sie heute noch gegeben werden, ein ungutes Gefühl. Sensibilisiert durch Psychoseseminare und die dort getroffenen Aussagen von Psychoseerfahrenen über das Erleben der Pflege und Therapie in der Psychiatrie verstärkten das beunruhigende Gefühl.

Für mich stellte sich die Frage: „ist es auch heute noch möglich, dass Pflegende, gegen das eigene Wissen und gegen die eigene Überzeugung, nur aufgrund einer ärztlichen Anordnung, von ihnen abhängigen Menschen Schaden zufügen oder diesen in Kauf nehmen würden?"

Auf diese Frage, die sich im Grunde genommen auf das „gute und richtige Handeln" in der Pflege bezieht, stand lange Zeit ein „JEIN" als Antwort im Raum. In meiner eigenen beruflichen Vergangenheit, in unterschiedlichsten Bereichen und Aufgabengebieten der psychiatrischen Versorgung, konnte ich immer wieder feststellen, dass die Mehrzahl der KollegInnen sich durch hohe Professionalität auszeichnete.

Andererseits beklagen Psychiatrieerfahrene in Psychoseseminaren, dass die psychiatrische Pflege nichts aus der Geschichte gelernt hat. In ihrem Erleben sind psychiatrisch Pflegende noch immer unreflektiert tätige Handlanger und reine Befehlsempfänger, die ärztliche Anordnungen ausführen ohne sich Gedanken über die Folgen zu machen.

Um, zumindest für die psychiatrische Pflege, etwas mehr Klarheit zu bekommen, wurde diese empirische Studie durchgeführt.

Ausgangspunkt der Studie war die Fragestellung:

„Wie verhalten Fachkräfte für psychiatrische Pflege in Situationen, in denen eine ärztliche Anordnung gegen das pflegerische Berufsverständnis verstößt und der Klient durch die Ausführung der Anordnung zu Schaden kommen könnte?"

Es sollte aufgezeigt werden, dass psychiatrisch Pflegende nicht mehr manipulierbar sind, sich nicht mehr ausschließlich auf Autorität und Gehorsam berufen, sondern den psychisch kranken Menschen in den Mittelpunkt des Denkens und Handelns stellen. Psychisch kranke Menschen sollten die Gewissheit haben, dass psychiatrisch Pflegende verlässliche PartnerInnen auch in Ausnahmesituationen sind.

Die Umsetzung der Studie bereitete unerwartete Schwierigkeiten. Die ursprünglich geplante Parallelbefragung von PraktikerInnen und WeiterbildungsteilnehmerInnen konnte nicht verwirklicht werden. Alle angefragten psychiatrischen Kliniken lehnten, häufig nach anfänglichem Interesse, eine Beteiligung, aus unterschiedlichen Gründen, ab.

Zwei Beispiele:

Der Pflegedirektor einer psychiatrischen Klinik hielt die Arbeit für völlig überflüssig. „Gerade die psychiatrische Pflege hat sich in den letzten dreißig Jahren so intensiv wie kein anderer Bereich der Pflege mit moralischem Handeln beschäftigt. Noch eine Arbeit über Psychiatrie und Ethik ist überflüssig."

Die Absage des ärztlichen Leiters einer großen psychiatrischen Klinik lautete: „Es ist ja wohl noch immer so, auch wenn Pflege inzwischen studieren darf, dass in der psychiatrischen Arbeit die Ärzte die Entscheidungen treffen. Die Pflege kann sich darauf verlassen, dass ärztliche Entscheidungen auch immer ethische und moralische Grundlagen haben und braucht sich über die Ethik in der Psychiatrie keine Gedanken zu machen."

Einleitung

In der psychiatrischen Arbeit begegnen wir immer wieder Menschen, die nicht oder nicht mehr ausreichend realisieren können, dass sie Hilfe brauchen, die manchmal auch für sich selber und/oder für andere zur Gefahr werden. Dies kann z. B. in einer akuten Psychose der Fall sein, die „durch den (nahezu) vollständigen Verlust des Realitätsbezuges" (Georg/Frohwein, 1998) gekennzeichnet ist. Nicht immer wird dann die angebotene Hilfe als solche erlebt und angenommen. In solchen Situationen kann es notwendig sein, auch gegen den Willen des Menschen, zu seinem eigenen oder dem Schutz anderer tätig zu werden. Dabei können auch Rechte verletzt, beschnitten, korrigiert und eingegrenzt werden (vgl. Schädle-Deininger 1996, S.291). Dadurch hat psychiatrisches Handeln auch immer wieder mit Zwang zu tun. Weil das so ist, „kommt es entscheidend auf die Kontrolle seiner Ausübung an" (Dörner/Plog 1990, S. 38).

Gesetzliche Vorschriften und fachliche Standards bilden einen Kontrollrahmen. Innerhalb dieses Rahmens bleiben aber viele Handlungsräume, die unterschiedlich gedeutet und ausgelegt werden können.

Getroffene Entscheidungen mögen rechtlich und fachlich vertretbar sein. Dennoch hinterlassen sie bei denen, die sie ausführen oder aushalten (müssen), in vielen Fällen sind das die Pflegenden, ein ungutes Gefühl. Eine Anordnung, eine Vorgehensweise wird als nicht gut, nicht richtig, ungerecht und nicht fair erlebt. Nicht selten ist das Sagen der Wahrheit in der gegebenen Situation vielleicht die therapeutisch falsche Entscheidung. Der Schutz des Lebens, das des Patienten, des eigenen oder anderer Menschen, ist oft mit (vorübergehender oder dauernder) Einschränkung der persönlichen Freiheit des Patienten verbunden. Psychiatrisch Tätige und insbesondere psychiatrisch Pflegende, die mit dem Patienten am häufigsten und engsten zu tun haben (vgl. Dörner 1996, S. 165 - 175), kommen in Situationen, für die es fachlich nur unzureichende Argumente gibt. Hier stellt sich die Frage, ob und wie die Werte und Normen, auf denen das Entscheiden und Handeln in der jeweiligen Situation beruht, zu rechtfertigen sind (vgl. van der Arend 1996, S. 19). Dies sind vor allem moralische Fragen, auf die die Ethik, als „Theorie des moralischen Handelns" (vgl. Arndt 1996, S. 2) Antworten geben kann. Moralisches Handeln setzt ethisches Denken voraus, dies erfordert aber einen eigenen ethischen Wissensbereich (vgl. Arndt 1996, S.14), um in unklaren, moralisch als problematischen, im Sinne von Kontrasterfahrung erlebten Situationen handlungsfähig zu bleiben.

Absicht dieser empirischen Arbeit ist es:

1. festzustellen, wie Pflegekräfte in der Psychiatrie bei Problemen, auch ethischer Art, sich entscheiden und argumentieren.

2. zu überprüfen, ob Faktoren wie Geschlecht, Alter, Berufserfahrung und Berufsverständnis diese Entscheidungen beeinflussen.

Hierzu wurde eine quantitative Studie bei 115 Pflegekräften, die sich zum Befragungszeitpunkt in der Fachweiterbildung Psychiatrie befanden, durchgeführt. Den Rahmen hierzu bildete die zunehmende Professionalisierung, unter besonderer Berücksichtigung des Berufsverständnisses, das Verständnis vom Umgang mit psychosekranken Menschen und der Stand der ethischen Diskussion in der psychiatrischen Pflege. Dabei wird sich hier nicht mit allgemeinen Aspekten der Ethik oder einer Pflegeethik als Teilgebiet einer allgemeinen Ethik beschäftigt, soweit es nicht für das Verständnis der Arbeit notwendig ist.

Die Ergebnisse der Studie sollen mit dazu beitragen, ein ethisch-didaktisches Unterrichtskonzept für die Fort- und Weiterbildung in der psychiatrische Pflege zu entwickeln, welches auf dem problemgesteuerten Lernens nach Moust, Bouhuijs und Schmidt (1983) basiert. Dementsprechend ist diese Arbeit auch als Teil einer didaktischen Analyse im Sinne einer Bedingungsanalyse zu betrachten.

Ausgehend von einigen typischen Konfliktfeldern in den unterschiedlichen Tätigkeitsbereichen der psychiatrischen Pflege (Abschnitt 1), wird der konzeptionelle Rahmen der Arbeit dargestellt (Abschnitt 2). Dabei wird die zunehmende Professionalisierung der psychiatrischen Pflege im Kontext der psychiatrischen Versorgungsstrukturen beschrieben.

Zentrale Themen sind das Berufsverständnis, das Verständnis vom Umgang mit psychosekranken Menschen und der Stand der Ethikdiskussion in der psychiatrischen Pflege. Aus den genannten Schwerpunkten wird ein Untersuchungsinstrument (Abschnitt 3) entwickelt und inhaltlich begründet. Vorbereitung, Durchführung und Auswertung der Studie (Abschnitt 4) werden dargestellt und die Ergebnisse (Abschnitt 5 und 6) interpretiert und diskutiert. Anschließend werden Möglichkeiten und Maßnahmen vorgestellt, die dazu beitragen können, eine ethische Entscheidungsfindung in der psychiatrischen Pflege zu erleichtern.

1 Konfliktfelder der in den Tätigkeitsbereichen der psychiatrischen Pflege

Neben dem klassischen Arbeitsgebiet der psychiatrischen Pflege, die psychiatrische Klinik, hat vor allem die ambulante Pflege psychisch kranker Menschen in den letzten 20 Jahren sehr stark zugenommen (vgl. Prognos 1991, S. 15 – 20). Daneben arbeiten psychiatrisch Pflegende in Einrichtungen für chronisch psychisch Kranke (Dörner 1991), im öffentlichen Gesundheitswesen (Bahrenberg 2000) und zunehmend auch in Einrichtungen der Altenhilfe (Kors/Seunke 1997). Die große Bandbreite der Arbeitsfelder, mit sehr unterschiedlichen Anforderungen und breit gestreuten Bezugssystemen führen in der praktischen Arbeit auch zu einer Vielzahl von Konflikten. Nicht selten sind dies auch Konflikte ethischer Genese, ausgelöst durch Situationen, bei denen die Pflegenden „ein(en) Gegensatz zwischen den Anforderungen Ihrer Umgebung und Ihrer eigenen Vorstellung von guter Pflege" (van der Arend 1998, S. 4) erleben. Einige dieser Konfliktfelder sollen hier exemplarisch dargestellt werden.

In der Akutpsychiatrie sind dies zum einen Meinungsverschiedenheiten zwischen Pflegenden und Medizinern, bei denen es um die „richtige" Behandlung und Therapie bei psychiatrisch erkrankten Menschen geht. Kritisiert wird von Seiten der Pflege, dass ärztliches Handeln „standardisiert" und nicht individuell sei.

Der Patient als Mensch werde, aus pflegerischer Sicht, zu wenig berücksichtigt, Entscheidungen werden über ihn hinweg getroffen und durchgesetzt. Exemplarisch dazu die Aussage einer Weiterbildungsteilnehmerin: „Wir versuchen uns am Menschen mit seiner Problematik unter Berücksichtigung seiner Lebenssituation zu orientieren, unsere Ärzte orientieren sich am medizinisch Machbaren. Ist aus ihrer Sicht das medizinisch Machbare ausgereizt, verlieren sie ihr Interesse am Patienten." (Krankenschwester, Akutpsychiatrie)

Ein zweites häufig genanntes Spannungsfeld ist die, aus Sicht der Pflege, „Fehlbelegung" der psychiatrischen Station: „Ich komme mir vor wie ein Animateur, diese Patienten langweilen sich zu Hause, haben nichts zu tun und kommen auf Urlaub in die Klinik. Dort wollen sie unterhalten werden, nörgeln an allem und tun alles, um so lange wie möglich bei uns zu bleiben. Irgendetwas fällt ihnen immer ein, um nur nicht wieder raus zu müssen." (Krankenpfleger, Akutpsychiatrie)

Dem gegenüber beklagen psychiatrisch Pflegende, die in der ambulanten Arbeit tätig sind, vor allem die Verantwortung und ein „sich im Stich gelassen fühlen" bei notwendigen Entscheidungen mit großer Tragweite für die Klienten. Auch hierzu die Aussage eines ambulant tätigen psychiatrischen Fachpflegers: „Wenn ich nichts unternehme, weiss ich nicht ob er am Montag noch lebt, informiere ich den Nervenarzt, ist er in einer Stunde in der Klinik, was das Schlimmste für ihn ist. Wenn er wieder rauskommt, stehen wir bestenfalls dort, wo wir vor drei Jahren angefangen haben."

Ebenfalls nicht selten ist, wie auch in den Anmerkungen zur Akutpsychiatrie, die Aussage: „Natürlich ist es mein Ziel, dem Klienten zur größtmöglichen Selbständigkeit zu verhelfen. Aber versuch mal jemanden selbständig zu machen, der dazu absolut keine Bereitschaft mitbringt, der sich nie um irgendetwas zu kümmern brauchte, dessen Nichtstun immer unterstützt wurde. Wenn zur Psychose auch noch Faulheit und Trägheit dazu kommen, bist Du machtlos, denn sobald ich mit sanftem Druck etwas zu erreichen versuche, lässt er sich einweisen und bleibt drei Monate in der Klinik." (Fachkrankenschwester, amb. psych. Pflege)

In der stationären Arbeit mit chronisch psychisch kranken Menschen entstehen Konflikte vor allem angesichts folgender Fragen:

- Was ist das richtige Verhalten im Umgang mit den Klienten?

- Was darf er/sie, was dürfen wir zulassen, wo müssen Grenzen gesetzt werden?

- Welche Regeln haben allgemeine Gültigkeit, wann dürfen, wann müssen diese Regeln außer Kraft gesetzt werden?

- Wann ist mein Handeln im Sinne von Fürsorge gerechtfertigt, wann ist meine Fürsorge als eine Einschränkung der Selbstbestimmung zu werten und wie legitimiere ich mein Handeln oder Nicht - Handeln gegenüber anderen?

Vor allem letztere Aussage ist auch von MitarbeiterInnen in Einrichtungen der Gerontopsychiatrie immer wieder zu hören.

Diesen Fragen wird oft mit Antworten aus der Pflegewissenschaft, (Hollik 1996, Rau 1996, Meyer 1997) der Psychologie (Watzlawick 1990) und der Pädagogik (Kors/Seunke 1991), der Soziologie (Lamnek 1979) und der Medizin (Ciompi 1982, Bock 1997) begegnet. Nicht selten bringen diese Antworten vorübergehende Hilfen.

Häufig stellen sich aber die gleichen Fragen, im gleichen Kontext, wieder. Möglicherweise ist eine Ursache hierfür darin zu sehen, dass die aufgeführten Probleme nicht (auch) einer ethischen Reflexion, als perspektivische Ergänzung und Erweiterung, zugänglich gemacht werden.

Die Fähigkeit und die Bereitschaft, sein Tun und Lassen auch aus ethischer Perspektive zu betrachten, um moralisch handeln zu können, ist aber Voraussetzung für wirklich professionelles Handeln (vgl. van der Arend 1996, S.53 –54). Als Ausgangspunkt für die weiteren Betrachtungen, ist es daher notwendig, die Professionalisierungbemühungen der (psychiatrischen) Pflege in Deutschland etwas näher zu betrachten.

2 Professionalisierung in der Pflege

In der pflegerischen Diskussion der letzten Jahre nimmt die Professionalisierung der Pflege einen hohen Stellenwert ein.. Das Wort „Profession" stammt ursprünglich vom lateinische professio „öffentliches Bekenntnis" (Duden, Etymologie 1989, S.551 – 552), im Französischen wurde daraus profession. Abgeleitet vom englischen „the professions" entspricht es im deutschen dem Wort Beruf, allerdings im Sinne eines „freien" oder „akademischen" Berufes (vgl. Schoek 1979, S. 46). Professionalisierung kann dementsprechend als Verberuflichung verstanden werden. In der pflegerischen Fachliteratur wird der Professionalisierungsbegriff häufig im Zusammenhang mit der Akademisierung, dem Streben nach Selbstverantwortung (Pflegekammern) und Autonomie der Pflege in Verbindung gebracht (Krampe 1989, Reimann 1990, Steppe 1990, Wittneben 1991, Taubert 1992, Wanner 1993, Kellnhausen 1994, Schwochert 1994, Dill 1995, Harms 1996, Hamm 1996, Großmann 1997, Klie 1997, Gille 1999, Brieskorn-Zinke/Höhmann, 1999, Sauter/Richter 1999, Weidner 1999).

Recht einheitlich sind die verwendeten Definitionen, die unter Professionalisierung die Ausweitung der beruflichen Selbstbestimmung, ein Verständnis ethischer Zusammenhänge und deren Umsetzung in moralisches Handeln, eine Ausweitung der umfassenden Dienstleistungen, die Erhöhung des Organisationsgrades und eine Steigerung der gesellschaftlichen Anerkennung verstehen (vgl. Gille 1999, Weidner 1999, S. 17 - 21). Taubert (1992) sieht, ähnlich wie Wittneben (1991) Professionalisierung und Patientenorientierung als Einheit. Patientenorientierung wird durch ein holistisches Menschenbild, ein eigenes Berufsverständnis, eine Neuorientierung der beruflichen Vorstellungen, eine Neuorganisation der Pflege und die Entwicklung von Persönlichkeit und Kreativität der Pflegenden beschrieben.

Kling – Kirchner (1994) betrachtet Professionalisierung als Voraussetzung für berufliche Privilegien. Als wesentliches Merkmal benennt sie einen Berufsethos, der gekennzeichnet ist durch „ausgewiesene Wertloyalität und den Verzicht, die eigene Vormachtstellung gegenüber den Hilfsbedürftigen auszunutzen" (Kling – Kirchner 1994, S. 2).

Bei der nachfolgenden Betrachtung der psychiatrischen Pflege unter den Aspekten einer Professionalisierung wird diese in Anlehnung an die Definition von Arie van der

Arend (1996) verstanden. Sie umfasst im Idealfall eine systematische, für die Berufsgruppe richtungweisende Theorie, anerkannte Autorität und Sachverstand, eine von
der Berufsgruppe kontrollierte Ausbildung, gesetzlichen Schutz der Berufsausübung,
ein eigenes Berufsverständnis, unterstützt von Berufsorganisationen und einen
ethischen Berufskodex (vgl. van der Arend 1996, S.53-54).

Nach einer kurzen Betrachtung der geschichtlichen Entwicklung der psychiatrischen
Pflege nach dem 2. Weltkrieg, unter Berücksichtigung der Aspekte einer eigenen
pflegerischen Theorie, Aus- bzw. Weiterbildung, gesetzlichem Schutz der Berufsbezeichnung und berufsorganisatorischen Bindungen, werden die Aspekte Berufsverständnis und Ethik in der psychiatrischen Pflege betrachtet.

2.1 Professionalisierung der psychiatrischen Pflege

Bis Anfang der sechziger Jahre war die Psychiatrie und somit auch die psychiatrische Pflege vor allem für die Verwahrung von Menschen mit psychiatrischen Erkrankungen zuständig. Psychiatrische Einrichtungen waren geprägt von einer
„Wachsaalatmosphäre" (Drucksache 7/4200, 1975, S. 62). Dies änderte sich grund-
legend mit der Einführung der so genannten Psychopharmaka. Die Zufallsentde-
ckung des Chlorpromazins (Megaphen) bzw. seiner „unerwünschten Wirkungen"
(Finzen 1991, S.17) zu Beginn der fünfziger Jahre führte bei Ärzten und Betroffenen
zu einer „Pharma-Euphorie" (ebd., S.18). Erstmals war es möglich, den „Umgang mit
psychiatrischen Patienten gewaltfreier" (Dörner/Plog 1990, S.526, Drucksache
7/4200 1975, S.63) zu gestalten. Doch diese Euphorie blieb nicht von langer Dauer.
Neben- und Wechselwirkungen, aber auch die unreflektierte Verschreibungspraxis
„1970 bekamen 1/3 aller Amerikaner zwischen 18 und 74 Jahren Tranquillizer
verordnet" (ebd. S. 527), zeigten die Grenzen und die Gefahren der pharmakologi-
schen Behandlung psychiatrischer Symptome auf. Unabhängig davon bekam die
psychiatrische Pflege aber durch den Einsatz von sedierenden, gewaltreduzierenden
Medikamenten die Möglichkeit sich vom Image des Wärters und Aufsehers zu lösen
(vgl. Dörner/Plog 1990, S. 526).

Mit den gesellschaftlichen Veränderungen in den späten sechziger Jahren (vgl.
Baumann 1977, S. 235) geriet auch die psychiatrische Versorgung in die Diskussion
und in die Kritik. Mit dieser Kritik, die auch aus den Reihen der psychiatrisch Pfle-

genden kam, „setzte auch die entscheidende Umbruchsphase psychiatrischer Pflege ein" (Schädle-Deininger 1996, S.10). Pflegende begannen ihre Rolle und ihre Funktion im System der psychiatrischen Versorgung zu reflektieren. Sie entwickelten eine eigene Identität und begannen, sich einen „eigenständigen Platz im therapeutischen Team" (ebd., S.10) zu erarbeiten, sich zu professionalisieren.

Die ersten Professionalisierungstendenzen bekamen einen wesentlichen Anschub durch den „Bericht über die Lage der Psychiatrie in der Bundesrepublik Deutschland" (Drucksache 7/4200, 1975). Die von der Bundesregierung eingesetzte Expertenkommission wies zum einen auf den bereits bestehenden und zukünftig verstärkt zu erwartenden Mangel an Pflegepersonal hin. Zum anderen forderte sie, „dem Pflegepersonal durch Fortbildungsveranstaltungen vermehrt Kenntnisse über psychosoziale Zusammenhänge und zeitgemäße Therapiemöglichkeiten zu vermitteln. Gleichzeitig sollte dem Pflegepersonal ein Bereich erschlossen werden, dem sich diese Berufsgruppe bislang noch zuwenig hat zuwenden können." (Drucksache 7/4200 1975, S.405). Insbesondere werden hier Freizeitaktivitäten, Beschäftigungs- und Arbeitstherapie als pflegerische Handlungsfelder erwähnt (vgl. Rave - Schwanke 1979). Mit der Umsetzung dieser Forderungen entwickelten sich die staatlich anerkannten Weiterbildungsstätten für psychiatrische Fachpflege von acht 1974 über 21 im Jahr 1992 (Rau 1993) auf heute 52 (BWP 2000), mit gesetzlich geschützter Berufsbezeichnung. Die gesetzlichen Bestimmungen sehen für die Weiterbildung Fachkrankenpflege Psychiatrie 850 Stunden Theorie und 1540 Stunden Praxis vor (Gesetz- und Verordnungsblatt NRW 1995), die Dauer Weiterbildung wurde auf zwei Jahre festgelegt.

In der Folge begann sich ein eigenes Berufsverständnis der psychiatrischen Pflege, mit eigenen Handlungsfeldern und Zuständigkeitsbereichen zu entwickeln. Die Psychiatrie - Personalverordnung (1994) definierte erstmals psychiatrisch - pflegerische Aufgaben und ermöglichte damit sowohl eine Argumentationsbasis für pflegerisches Handeln, als auch eine Abgrenzung der psychiatrischen Pflege zu anderen psychiatrisch Tätigen. Dies kann unter den Professionalisierungsaspekten Autorität und Sachverstand und gesetzlichem Schutz der Berufsausübung subsumiert werden. Dazu kam eine sehr aktive Arbeit der psychiatrischen Pflege im Deutschen Berufsverband für Krankenpflege (vgl. Kaschel 1989, S.491-498) und in der Deutschen Gesellschaft für Soziale Psychiatrie (vgl. Schädle-Deininger 2000, S.21 – 224)).

Mit wachsendem beruflichem Selbstverständnis begann auch ein Nachdenken über richtungweisende theoretische Grundlagen der psychiatrischen Pflege. Chris Abderhalden (1986) entwickelte ein psychiatrisch - pflegerisches Modell, in dem er das Pflegemodell von Roper (1980) um sechs Lebensaktivitäten erweiterte. Zugleich übernahm er den Begriff „Soziotherapie" als Beschreibung psychiatrischer Pflege. Basierend auf dem Modell von Hildegard Peplau (1988/1995) wurde das Pflegesystem der Bezugspflege in die Psychiatrie implantiert. Darauf aufbauend entwickelte Meyer (1993) das System der patientenorientierten Zimmerpflege. Beeinflusst von Hildegard Peplaus und Ida Jean Orlandos Theorie (1996) entwickelte Rüdiger Bauer (1997) das Konzept der Beziehungspflege.

Seit 1995 wird über die Anwendung von Pflegediagnosen, als Grundlage einer gemeinsamen Sprache bei der Beschreibung von Pflegeproblemen in der psychiatrischen Pflege verstärkt diskutiert (Georg/Löhr – Stankowski 1995, Meyer 1997, Townsend 1998, Sauter/Richter 1999). Durch Psychose-Seminare (Bock, 1997, Bock u.a. 1997, Meyer 1999) beeinflusst, veränderte sich zunehmend auch das Verständnis von Gesundheit und Krankheit in der Psychiatrie. Das Hören von Stimmen (Drees 1996) bis vor wenigen Jahren noch ein Leitsymptom der „Schizophrenie", war auf einmal etwas weniger „Unnormales". Daneben erweiterte die psychiatrische Pflege ihren Tätigkeitsradius in extramurale Bereiche. Sie fasste in ambulant psychiatrischen Diensten, in Tagesstätten, Tages- und Nachtkliniken und in Beratungseinrichtungen Fuß. Hinzu kam eine verstärkte Kooperation mit niedergelassenen Nervenärzten und Ämtern (Rau 1993, Bahrenberg 2000).

Zusammenfassend kann festgehalten werden, dass von den genannten Professionalisierungsaspekten folgende (weitgehend) erfüllt sind:

- Pflegerische Theorien sind vorhanden und entwickeln sich weiter.

- Autorität und Sachverstand sind vorhanden.

- Die Berufsbezeichnung Fachschwester/-pfleger für Psychiatrie ist gesetzlich

- geschützt

- Die Weiterbildung wird weitgehend selbständig geregelt.

- Es gibt es Berufsorganisationen bzw. Verbände, die die psychiatrische Pflege

- vertreten.

Bisher nicht oder nur am Rande thematisiert wurden die Aspekte ethischer Kodex und Berufsverständnis. Beide stehen in enger Wechselbeziehung zueinander, wobei das Berufsverständnis auch Aussagen über ein vorherrschendes Menschenbild und damit moralische Werte und Normen zulässt. Daher erscheint es sinnvoll und notwendig, sich zunächst mit dem beruflichen Selbstverständnis der psychiatrischen Pflege zu beschäftigen.

2.2 Zum beruflichen Selbstverständnis der psychiatrischen Pflege

Die schnelle Entwicklung der psychiatrischen Pflege hat nicht nur Auswirkungen auf das berufliche Ansehen, sondern auch auf das berufliche Selbstverständnis. Der Begriff „berufliches Selbstverständnis" ist als solcher nicht eindeutig definiert. Beruf kann als „jede regelmäßig zu Erwerbszwecken ausgeübte Tätigkeit, sofern sie in der Gesellschaft einem allgemein anerkannten Berufsbild entspricht" (Schoek 1979, S. 45) und Selbstverständnis als „sich selbst verstehend" (Duden, Etymologie 1989, S. 666) definiert werden. Dies ist vergleichbar dem Begriff „Selbstkonzept", „eine Bezeichnung für die relativ stabilen Auffassungen und Vorstellungen, die ein Individuum über seine eigene Person hat." (Keller/Novak 1981, S.292). Unterschieden wird (ebd.) zwischen einem realen (vorhandener Zustand) und einem idealen Selbstkonzept (angestrebter Idealzustand). Übertragen auf den zu definierenden Begriff kann „berufliches Selbstverständnis" verstanden werden als „relativ stabile Auffassungen und Vorstellungen, die Berufstätige über ihren eigenen Beruf haben". Diese Auffassungen und Vorstellungen beinhalten neben allgemeinen auch berufstypische Werte und Normen. Sie geben Auskunft über Ziele und Zwecke sowie Rechte und Pflichten des beruflichen Handelns (vgl. AG Soziologie 1999).

Eine Differenzierung in ein reales und ein ideales berufliches Selbstverständnis erscheint hier sinnvoll. Nachfolgende Beschreibungen eines beruflichen Selbstverständnisses sind eher einem idealen Selbstkonzept der psychiatrischen Pflege zuzuordnen.

Bereits im Enquete – Bericht (s.a. Abschnitt 2) werden neue und veränderte Aufgabengebiete für die psychiatrische Pflege gefordert. Eine der ersten, die diese aufgriffen und im Sinne eines Berufsverständnisses beschrieben, war Maria Rave - Schwank (1979). Sie bezeichnete Teamarbeit als wesentliche Arbeitsgrundlage und

Respekt vor dem Patienten als Grundhaltung der psychiatrischen Pflege. Zu den primären Aufgaben der Pflege gehörte, ihrer Meinung nach, die Gestaltung eines therapeutischen Milieus mit dem Ziel, dem Patienten zu helfen, ein Gefühl von Selbstachtung entwickeln zu können (ebd. S. 107). Das Eingehen tragfähiger Beziehungen zum Patienten (Widmer 1979) wurde als wesentliches Element der psychiatrischen Pflege beschrieben. Klaus Dörner und Ursula Plog (1985) beschreiben Teamarbeit als therapeutisches Geschehen, als Lernmodell für den Alltag des Patienten. Die Rolle der Pflegenden wird gekennzeichnet als die vom „Spezialisten für die Wahrnehmung aller menschlichen Bedürfnisse und Notwendigkeiten" (ebd. S. 56).

Pflege, verstanden als Soziotherapie (Abderhalden 1986), sieht ihren Schwerpunkt in der Gestaltung des Alltags mit dem Patienten, als Lernfeld für eine selbständige Bewältigung des Alltäglichen. Hanspeter Hug (1988) weist in seiner, auf der systemischen Theorie von Neumann (1982) basierender, Arbeit auf die Einbeziehung des Patienten in das Team, als Bedingung für die Beziehungsgestaltung hin. In die gleiche Richtung gehen die Forderungen von Luc Ciompi (Bock 1990), der von einem runden Tisch aller Beteiligten, als Voraussetzung für die Entwicklung menschlicher Bindungen und Vertrautheit spricht.

Die Bestrebungen, eine Verortung der psychiatrische Pflege in den Reihen der psychiatrisch Tätigen zu gewährleisten und spezifische Aufgaben zu definieren, beginnt Ende der achtziger Jahre in den Hintergrund zu treten. In den Vordergrund treten jetzt vor allem Aspekte, die das Verhältnis zum Patienten/Klienten bzw. zwischen ihnen und den Pflegenden thematisieren.

Pflegerische Priorität bekommt die Gestaltung der Beziehung als Basis pflegerischen Handelns (Felgner, E. 1990, Köhler 1990, Felgner, L. 1991/1993, Krampe 1991/1993, Meyer 1993, Peek 1995, Schröck 1996, Bauer 1997, Sauter/Richter 1999). Beziehungspflege ist menschliche Begegnung und Interaktion, die sich durch Beständigkeit, Tiefe und Intimität auszeichnet. Sie stellt eine besondere Art von Verbindung dar und zeichnet sich vor allem durch Fürsorge, Achtung, Verantwortungsgefühl und gegenseitiges Vertrauen aus (vgl. Koga 1996).

Bauer spricht von einer kongruenten Beziehungspflege und beschreibt sie als „bewußte Wahrnehmung und die professionelle Bearbeitung und Klärung der interpersonalen und interdependenten Aspekte einer Schwester – Patient - Beziehung im Pflegeprozeß" (Bauer 1997, S. 7). Wesentliche Grundlagen der Beziehungspflege sind die Pflegemodelle von Hildegard E. Peplau (1995) und Ida Jean Orlando (1996) sowie die klientenzentrierte Gesprächspsychotherapie von Carl R. Rogers (1951/1992).

In den letzten Jahren, auch in Verbindung mit einer zunehmenden Akademisierung der Pflege, tritt eine weitere Entwicklung im Verständnis der psychiatrischen Pflege in den Vordergrund.

Neben ihrer Rolle im psychiatrischen Team, der Entwicklung eines eigenen Tätigkeitsprofils und der Beschreibung der zwischenmenschlichen Beziehung werden pädagogische Aspekte als Handlungsbasis thematisiert. Diese Entwicklung hat ihren Ursprung in der skandinavischen Behindertenarbeit (Bank-Mickelsen 1978) und begann in den frühen achtziger Jahren in Deutschland Fuß zu fassen (Thimm 1984). Dörner (vgl. Bock 1991, S. 38 – 46) orientiert sich an Siegenthalers (Siegenthaler 1983) anthropologischer Grundentscheidung bei der Beschreibung eines Menschenbildes als Grundlage psychiatrischen Handelns. Der Mensch wird als sich dauernd wandelndes und veränderndes Wesen gesehen, das auf mitmenschliche Zuwendung angewiesen ist. Er ist empfänglich ist für Stimmungen und Emotionen und verfügt über vielfältige Ressourcen. Dabei ist der Einzelne immer auch als soziales Wesen zu verstehen. Weil jeder Mensch das Potential zum Wandeln und Verändern besitzt, ist er auch empfänglich für erzieherische Bemühungen.

Wittneben (1991) beschreibt in ihrem Entwurf einer multidimensionalen Patientenorientierung eine „Handlungsorientierte Krankenpflege" (1991, S.149) welche auf dem Pflegemodell von Orem (1985) und der kritisch - konstruktiven Didaktik nach Klafki (1985) basiert. Der aus dem angloamerikanischen Raum stammende Empowerment - Ansatz, von Theunissen (1995) in die Behindertenarbeit eingebracht, wird zunehmend auch in der psychiatrischen Arbeit diskutiert (Knuf/Seibert 2000). Unter Empowerment wird dabei ein Prozess verstanden, in dem die Betroffenen befähigt werden, ihre Angelegenheiten selber in die Hand zu nehmen, ihre Ressourcen und die ihres Umfeldes selber zu erkennen und zu nutzen. Als Leitperspektive werden Selbstbestimmung und Gestaltung des eigenen Lebens (vgl. Theunissen S. 12) genannt. Empowerment und die Theorie der Selbstpflege nach Orem (Orem 1997) zeigen dabei sehr große Übereinstimmung, da beide den Menschen als lernwillig und lernfähig betrachten, mit dem Bestreben nach Selbstbefähigung und Selbständigkeit.

Damit verändert sich auch die traditionelle Patientenrolle weg vom mehr oder weniger passiven Leistungsempfänger. Er wird zunehmend als gleichwertiger und richtungweisender Partner im therapeutischen Geschehen gesehen. Diese Entwicklung führt zu der Forderung, pädagogische Inhalte verstärkt in die Pflegeausbildung zu integrieren. Dörner hebt die Stellung der Pädagogik in der Psychiatrie hervor, „die darauf aus ist, daß Menschen zu dem finden, was in ihnen ist" (Dörner/Plog 1996, S.15). Basierend auf den Merkmalen einer pädagogischen Beziehung nach Nohl (1961) und Orems Pflegemodell (Cavanagh 1995) werden didaktische Grundlagen der psychiatrischen Pflege beschrieben (Meyer 1996).

Neben den bereits genannten Aspekten wie Partnerschaft, Selbstbefähigung und Selbständigkeit wird hier die Aufgabe der psychiatrischen Pflege auch darin gesehen, als Anwalt dahingehend tätig zu werden, dass Anforderungen, die der Klient nicht oder noch nicht erfüllen kann, von ihm abgewandt werden.

Dieser Gedanke ist auch in der Psychoedukation beinhaltet, die in den letzten Jahren (Fiedler 1996, Wienberg/Sibum 1997, Bäuml 1997, Kauder 1999) verstärkt in der psychiatrischen und psychiatrisch – pflegerischen Arbeit wirksam wird. Als allgemeine Ziele der Psychoedukation formulieren Wienberg und Sibum (1997) unter anderem die umfassende Aufklärung, die Reduktion von Angst und die Förderung der individuellen Bewältigungskompetenz im Umgang mit der Erkrankung und ihren Folgen.

Zusammenfassend kann das berufliche Selbstverständnis der psychiatrischen Pflege - im Sinne eines idealen Selbstkonzeptes - folgendermaßen beschrieben werden:

Psychiatrische Pflege findet in einem gleichberechtigten Team statt, zu dem auch der Klient gehört. Das therapeutische Team wird als Lernfeld für den Alltag betrachtet. Basis der Pflege ist eine kongruente Beziehung zum Klienten, gekennzeichnet durch menschliche Bindungen, Partnerschaft, Fürsorge, Respekt, Achtung, Ehrlichkeit und Vertrauen. Psychiatrisch - pflegerisches Handeln wird als gemeinsamer Lernprozess mit dem Ziel verstanden, die Alltagskompetenz des Klienten zu fördern, mit ihm gemeinsam Lösungen für die Gegenwart und die Zukunft zu entwickeln. Zu den Aufgaben der Pflege gehört es auch, den Klienten vor unangemessenen Anforderungen zu schützen.

Die beschriebenen Entwicklungen in der psychiatrischen Pflege können natürlich nicht als isolierte Ereignisse betrachtet werden. Vielmehr sind sie eingebettet in eine Vielzahl von Prozessen und Veränderungen, die Dörner als „Prinzip demokratischen Denkens" (Dörner/Plog 1996, S.27) bezeichnet. Mit zunehmender Demokratisierung der Gesellschaft mußte musste sich auch die Psychiatrie ändern (ebd.). Das sich verändernde Verständnis von Psychosen in Zusammenhang mit einem sich wandelnden Menschenbild soll im Folgenden kurz skizziert werden.

2.3 Zum Verständnis von Psychosen

Unter einer Psychose versteht man eine „vorübergehende oder sich stetig verschlechternde psychiatr. Erkrankung oder Abnormalität mit erheblicher Beeinträchtigung psychischer Funktionen mit v.a. gestörtem Realitätsbezug, mangelnder Einsicht u. Fähigkeit üblicher sozialer Norm bzw. Lebensanforderungen zu genügen" (Roche, Lexikon Medizin 1987, S. 1418). Dabei wird die Bezeichnung „Psychose" als Sammelbegriff für eine große Anzahl von psychiatrischen Erkrankungen verstanden.

Eine grobe Einteilung in endogene und organische Psychosen ist in den meisten Lehrbüchern der Psychiatrie zu finden (Bleuler 1911, Binswanger 1957, Leonhard 1968, Schulte/Tölle 1977, Bleuler 1983 Täschner/Frießem 1988, Maneros 1989, Harig 1995, Huber 1999).

Gleiches gilt für die Einteilung der endogenen Psychosen in Psychosen aus dem schizophrenen Formenkreis, affektive Psychosen und zyklothyme Psychosen. Organische Psychosen werden unterteilt in hirnorganische, endokrine und symptomatische Psychosen. Eine Sonderform bildet die Borderline-Psychose, die weder den psychotischen, noch den neurotischen Krankheiten eindeutig zugeordnet werden kann. Dieser Versuch einer Systematisierung psychotischer Erkrankungen wird in den letzten Jahren vermehrt in Frage gestellt und abgelehnt (Dörner/Plog 1978, 1984, 1996, Ciompi 1982, Bock 1991, 1997, Watzlawick 1997). Sie schlagen eine ökologisch - phänomenologische Betrachtungsweise vor. Hier werden psychiatrische Erkrankungen als grundsätzliche Möglichkeiten allgemein menschlicher Ausdrucksmöglichkeiten betrachtet (vgl. Dörner/Plog 1996, S. 17).

Unter dieser Perspektive betrachtet sind endogene Psychosen als eine Form der Selbstkränkung zu verstehen, die ohne klare Genese, aber immer multidimensional ist. Diese mehrdimensionale Sicht psychotischer Erkrankungen, auch als „Vulnerabilitäts – Stress – Modell" (Zubin/Spring 1977, Berger 2001) bezeichnet, löst die eher eindimensionale Betrachtung, „Geisteskrankheiten sind Gehirnerkrankungen" (vgl. Dörner S. 469) aus dem 19. Jahrhundert (ebd.) ab.

Psychotische Symptome werden nicht mehr nur als Produkte einer Transmitterstörung im Gehirn gesehen, wie dies vor allem zu Beginn der sechziger Jahre war (Finzen 1991), sondern ihnen wird eine Bedeutung im Sinne von Aussagen beigemessen. „Psychiatrische Symptome zu entwickeln ist der Versuch des Betroffenen, sich vor einer unerträglich gewordenen Situation zu schützen. Damit haben Symptome die Funktion, den Patienten zu entlasten, ihn von Verantwortung freizusprechen, ihm Rückzug zu ermöglichen oder ihn tabuisierte Wünsche aussprechen zu lassen. Art und Inhalt der Symptome haben folglich eine Bedeutung, die sich nur aus dem Lebenszusammenhang und der Persönlichkeit des Betroffenen heraus verstehen lassen" (Schädle- Deininger 1996, S. 34).

Dieser Paradigmenwechsel bei der Betrachtung psychiatrischer Erkrankungen geht einher mit einer veränderten Betrachtung des psychisch kranken Menschen und dem veränderten Verständnis von Gesundheit und Krankheit. War der psychisch kranke Mensch bis in die Neuzeit in erster Linie Objekt der Behandlung, wird er inzwischen immer mehr zum Experten im therapeutischen Geschehen. Wesentlichen Anteil an dieser Entwicklung haben auch die Arbeiten von Dorothea Buck und Thomas Bock (Bock 1991).

Sie kritisierten, dass die Erfahrungen von Menschen, die selber an Psychosen erkrankt sind (sog. Psychoseerfahrene) in der Psychiatrie zu wenig berücksichtigt werden. Um dies zu ändern, konzipierten sie Psychose-Seminare als Trialog zwischen Psychoseerfahrenen, Angehörigen und professionellen Helfern. Inzwischen haben Psychose - Seminare in ganz Deutschland Fuß gefasst (Bock/Buck/Esterer 1997), um das gegenseitige Verständnis zu verbessern. Zusätzliche Risse bekam die traditionelle Psychiatrie durch einen internationalen Kongress, „Stimmen hören", der vom 31.08 – 01.09.95 in Maastricht stattfand. Galt bis dato das Hören von Stimmen als ein Leitsymptom der Schizophrenie (und in den meisten deutschen Lehrbüchern der Psychiatrie bis heute), trafen sich dort Menschen (vor allem aus England und den Niederlanden), die über das Hören von Stimmen berichteten. Auch wurde eine epidemiologische Studie aus Baltimore vorgestellt, die gezeigt hatte, dass bei etwa 15000 untersuchten Menschen ca. 10 – 15% über „Stimmen hören" berichteten, ohne psychisch krank zu sein. (vgl. Drees 1996).

Aus diesen Entwicklungen abgeleitet, setzt sich immer mehr die, bereits von Freud (1930/1983) und Kretschmer (1967) beschriebene Erkenntnis durch, dass seelische Störungen immer auch fließende Übergänge zwischen gesunden und kranken Anteilen beinhalten (vgl. Berger 2001, S. 49). Das Ernstnehmen des Patienten als Partner im therapeutischen Geschehen führte auch dazu, dass Behandlungsverein-barungen, im Sinne eines Vertrages zwischen therapeutischen Team und Klient, entwickelt wurden. (vgl. Schädle-Deininger 1996 S. 292 – 293). Auch wenn diese mit allen Beteiligten ausgehandelten Verträge keine rechtliche Relevanz haben, können sie doch eine Handlungsorientierung im therapeutischen Geschehen sein (ebd.).

Mit zu den ersten, die dies formulierten, gehörte Hilde Schädle – Deininger (1996), die psychiatrische Pflege als professionelles Handeln bezeichnet, das den psychisch kranken Menschen begleitet und unterstützt, um ihm ein weitgehend selbst-bestimmtes und autonomes Leben zu ermöglichen. Eine psychiatrische Erkrankung wird als Ergeb-nis von Störung der psychosozialen Entwicklung betrachtet. Diese Ansicht begründet sich in dem von Zubin und Spring (1977) entwickelten Vulnerabilität – Stress – Modells. Dieses geht von einer multikausalen Krankheitsgenese aus. Voraussetzung für die Entstehung einer Psychose ist eine -wahrscheinlich anlagebedingte- erhöhte Vulnerabili-tät. Dazu kommen weitere belastende soziale Bedingungen wie z.B. soziale Isolation und eine oder mehrere emotional belastende Situationen, die letztendlich zum Ausbruch der Erkrankung führen (vgl. Schädle –Deininger 1996, S. 29 – 32).

Dementsprechend wird eine psychiatrische Erkrankung als krisenhafte Zuspitzung einer besonderen biographischen Entwicklung betrachtet (vgl. ebd. S. 34) und daraus abgeleitet, die pflegerische Grundhaltung als partnerschaftliche Begegnung, in Achtung der Einzigartigkeit des anderen Menschen gesehen. Dieser ist handeln-des Subjekt mit eigenen Lebens- und Krankheitserfahrungen, die er den psychiat-risch Tätigen voraushat. Pflegende haben ihr berufliches Handeln, auch in dem Wissen, dass sie und andere im therapeutischen Team Fehler machen, zu verant-worten (vgl. ebd. S. 43 – 44).

Zusammenfassend kann festgehalten werden, dass das Verständnis vom Wesen psychotischer Erkrankungen und daraus resultierend der Umgang mit psychotisch

Erkrankten sich gewandelt hat und weiter im Wandel begriffen ist. Dabei ist eine einheitliche Betrachtung noch nicht erkennbar, vielleicht ist sie auch gar nicht möglich. Traditionelle Konzepte und neue Erkenntnisse, nicht zuletzt gewonnen aus der aktiven Einmischung und Einbindung Psychoseerfahrener, stehen neben- und nicht selten gegeneinander (vgl. Schädle – Deininger 2000, S.120 – 124). Dies führt bei psychiatrisch Tätigen zu Verunsicherung und Ängsten (vgl. Sandfort 1997). Gerade psychiatrisch Pflegende, als Brückenbauer an den Schnittstellen der psychiatrischen Versorgung angesiedelt, werden damit im alltäglichen Handeln konfrontiert und sind gezwungen sich damit auseinanderzusetzen. Sich -Auseinandersetzen bedeutet aber auch Einmischung und die Bereitschaft ein Mehr an Verantwortung zu tragen. Dabei kann es nicht darum gehen, den Klienten zu bevormunden, sondern Verantwortung im therapeutischen Geschehen zu übernehmen.

Psychiatrische Pflege betrachtet sich also auch als Anwalt des Klienten. Ein Anwalt jedoch muss eigene Positionen beziehen und vertreten können, um sein Klientel angemessen und nach bestem Wissen und Gewissen, gegenüber anderen und in der Öffentlichkeit, zu vertreten (vgl. Meyer 1999/1). Dabei ist es notwendig, in der Diskussion mit allen Beteiligten, eine eigene Position bezüglich des Wesens von Psychosen und eigene Werte und Normen für den Umgang mit an Psychosen erkrankten Menschen zu beziehen. Hierfür muss eine berufsgruppen - und klientenübergreifende gemeinsame Basis entwickelt werden (vgl. Meyer 1999/2), die fachlich und ethisch zukunftsweisend ist.

Im Folgenden sollen nun ethische Aspekte der psychiatrischen Pflege herausgearbeitet werden. Wie bereits dargestellt, kann dabei die psychiatrische Pflege nicht isoliert, sondern nur als integrativer Bestandteil der psychiatrischen Versorgung betrachtet werden.

2.4 Psychiatrischen Pflege und Ethik

Von einer sich entwickelnden Profession wie der Pflege oder im speziellen der psychiatrischen Pflege wird zunehmend die Kompetenz zum eigenständigen und verantwortlichen Handeln auf ethischer Grundlage erwartet. Weil Pflegende für das, was sie tun oder unterlassen verantwortlich sind, ist die Auseinandersetzung mit ethischen Fragestellungen von großer Bedeutung. Wenn von einem professionellen Verständnis ausgegangen wird, wie es die psychiatrische Pflege für sich in Anspruch nimmt, müssen sich die beruflich Tätigen, neben handlungsleitendem Fachwissen, an ethischen Prinzipien für „gutes" und „richtiges" Handeln orientieren. Voraussetzung dafür aber ist das notwendige Wissen und eine entsprechende Handlungskompetenz für das Treffen moralischer Entscheidungen (vgl. Schröck 1995, S. 315 – 323).

Wobei allerdings bezweifelt werden darf, ob diese Voraussetzungen vorhanden sind, auch wenn „das engagierte Bemühen der Unterrichtskräfte um eine fundierte Ethik der Pflege"(Blokesch 1992) vorhanden ist. Die 1989 durchgeführte Studie von Blokesch u.a. zur Ethik im aktuellen Lehrangebot von Krankenpflegeschulen (1992) gibt leider keinen Hinweis darauf, was inhaltlich in Ethik unterrichtet wird. In der pflegerischen Grundausbildung wird Ethikunterricht noch immer häufig an TheologInnen abgegeben oder als Sterbeseminare unterrichtet. Eine Pflegeethik als solche wird dabei kaum thematisiert.

An sechs Krankenpflegeschulen, lauteten die Eintragungen im Klassenbuch zum Fach „Ethik": Zweimal, jeweils mit ca. 20 Unterrichtsstunden „Vorbereitung, Durchführung und Nachbereitung eines Gottesdienstes", viermal mit gleichem Stundenumfang, „Sterben, Tod und Trauer, Sterbephasen nach Kübler – Ross, Pflege Verstorbener". Auch wenn diese Aussagen keinen repräsentativen Charakter in Anspruch nehmen dürfen, wird doch deutlich, dass hier von Pflegeethik nicht gesprochen werden kann. Dies wäre auch eine Erklärung dafür, dass nur 25% der, von Eilts – Köchling (2000) befragten Pflegenden, berufsethische Grundsätze bekannt sind.

In der psychiatrischen Weiterbildung dürfte sich daran nicht viel ändern, wenn berücksichtigt wird, dass für die Unterrichtsinhalte „Menschenbild und ethische Grundorientierung" (vgl. WeiVpsy 1995) anteilmäßig nur sieben Stunden zur Verfügung stehen

Wie bereits in der Einleitung angesprochen, wird sich in dieser Arbeit nicht mit der Ethik als solcher oder der Pflegeethik als speziellem Wissensgebiet der allgemeinen Ethik. Andere haben dies bereits geleistet (Tschudin 1988/1996, Pieper 1994, van der Arend/Gastmans 1996, Arndt 1996, van der Arend 1998, Schwerdt 1998, Remmers 2000) und auch Modelle zur moralischen Entscheidungsfindung für Pflegende entwickelt. Daher soll im folgenden nur klärend auf einige, für die weitere Arbeit wesentliche, theoretische Grundlagen eingegangen und ansonsten auf die genannte, grundlegende Literatur verwiesen werden. Weitere Quellen sind im Text bzw. im Literaturverzeichnis aufgeführt.

2.4.1 Theoretische Grundlagen

Die Begriffe Ethik und Moral bzw. moralisches Handeln werden sehr häufig synonym verwandt (Tschudin 1996, Arndt 1996, van der Arend/Gastmans 1996, van der Arend 1998). Beide Begriffe beziehen sich auf das Individuum und haben etwas mit Charakter, Werten, Normen und dem Verhalten der Menschen miteinander zu tun. Das Wort „Ethik" ist vom griechischen „ethos" abgeleitet und bedeutet soviel wie Charakter aber auch Sitte. Es beschreibt geistiges und/oder objektives Verhalten von Menschen und gibt Auskunft oder Anhaltspunkte für anzustrebende Ideale (vgl. Tschudin 1996, S.33).

Als philosophische Disziplin ist Ethik auf Aristoteles zurückzuführen. Sie sah ihren Sinn darin, allgemeingültige Aussagen über das gute und richtige Handeln zu treffen. Dieses galt nicht nur für das Individuum, sondern auch für den Staat und dessen Handeln. Später stand weniger das gesellschaftliche oder staatliche Handeln, sondern vor allem das persönliche Verhalten des einzelnen im Sinne einer Moralphilosophie im Vordergrund (vgl. Höffe 1997, S. 66). „Moral" ist vom lateinischen „moralis" abgeleitet und bedeutet soviel wie „Sitte" und „Verhalten". Vom Wortsinn ausgehend, bedeutet Moral ein „System von auf Tradition, Gesellschaftsform, Religion beruhenden sittlichen Grundsätzen u. Normen, das zu einem bestimmten Zeitpunkt das zwischenmenschliche Verhalten reguliert." (Duden, Band 5, S.476). Sie handelt von Gefahren, die abgewendet werden müssen (vgl. Tschudin 1996, S. 33) und bildet eine Basis gegenseitigen Vertrauens im menschlichen Zusammenleben (vgl. Höffe 1997, S. 206).

Nach Pieper werden unter den Begriffen Moral und Sitte „Handlungsmuster zusammengefasst, denen normative Geltung zugesprochen wird" (Pieper 1994, S. 26). Moral gibt Regeln für gutes und richtiges Handeln im konkreten Leben und Erleben vor, Ethik hingegen kann „als die Theorie des moralischen Handelns" (Arndt 1996, S. 2) bezeichnet werden. „Ethik ist die wissenschaftliche Betrachtung moralischer oder sittlicher Fragen" (ebd. S. 16) Nach van der Arend lässt sich Ethik auch als „Nachdenken über die Moral" definieren (1998, S. 14), also über das, was gut und richtig ist, was getan oder unterlassen werden sollte. Damit sind Werte angesprochen, die als Orientierungsstandards und Leitvorstellungen (vgl. Höffe 1997, S. 332 – 333), die anzustreben sind und Normen als Handlungsmaximen (vgl. ebd. S. 22 – 24), die, von Werten abgeleitet, für das menschliche Zusammenleben entscheidende Bedeutung haben. Als Beispiele für Werte nennt van der Arend (1998, S. 14) Entscheidungsfreiheit, Gerechtigkeit, Gleichheit, Wohlbefinden, Gesundheit und Effizienz.

Arndt (1996) verwendet den Begriff der Fürsorge als Grundlage pflegerischer Wertehaltung, im Sinne einer bewussten Entscheidung, die über normale Mitmenschlichkeit hinausgeht. Tschudin (vgl. 1996 S. 50 - 52) spricht von drei Ausdrucksebenen für Werte und bezeichnet sie als Glauben, Werthaltungen und Werte als solche. Bei der Entwicklung von Werten spielt in der Regel auch Motivation eine Rolle, wodurch Werte weniger starr sind als Glaube und Haltung. „Das Besitzen, Erkennen und Hochhalten von Werten setzt immer eine Wahl voraus." (ebd. S. 56) Normen hingegen können als Handlungsrichtlinien verstanden werden, abgeleitet aus den Werten, die ausgewählt wurden (vgl. van der Arend/Gastmans 1996, S. 195).

Als zusammenfassendes Ergebnis einer Diskussion über Ziele, Werte und Normen einer Berufsgruppe im gesellschaftlichen Zusammenhang werden Berufskodizes formuliert. Diese können als „ein zusammenhängendes Ganzes von ethischen Prinzipien und Regeln bezüglich der Ziele und Werte eines Berufes und die Haltung und das Verhalten, die für das Fördern und Evaluieren des beruflichen Handelns notwendig sind" (van der Arend/Gastmans S.56) verdeutlichen, „auf welche Weise eine Berufsgruppe seine Aufgabe in der Gemeinschaft erfüllen will", (ebd. S.62). Eine Legitimation ethischer Berufsnormen ist davon abhängig, dass sie „mit allgemeinen Normen verbunden oder davon abgeleitet sind" (ebd. S.59).

Ein Berufskodex ist daneben auch essentieller Bestandteil des Professionalisierungsprozesses eines Berufes. Er gibt Auskunft über das Verhalten der Berufstätigen untereinander (Binnenwirkung) und gegenüber anderen (Außenwirkung), z.B. der Gesellschaft als Ganzes, anderer Berufsgruppen, Kunden, Klienten oder Patienten. Nach Bandman und Bandman (1985, zitiert von van der Arend, (1996 S. 56) haben Berufskodizes in der Pflege vier Funktionen:

- Sie dienen der Vertrauensbildung der Gesellschaft in die Pflege,

- bieten Richtlinien für professionelles und ethisch verantwortliches Handeln der Pflegenden,

- beschreiben Positionen und Rollen der Pflegenden gegenüber anderen und

- sind ein der Selbstregulation dienendes Mittel der Berufsgruppe.

Berufskodizes, wie z.B. der ICN Kodex von 1953, sind als Orientierungsrichtlinien für berufliches Handeln im Sinne einer „Ersten Hilfe beim drohendem ethischen Unfall" (ebd. S. 58) sinnvoll. Sie ersetzen aber nicht die ethische Diskussion, die in konkreten Situationen, in denen die Frage „Was soll ich tun", „Was ist Gut, was ist richtig" zu beantworten ist.

Dies ist eine Frage, die sich in der beruflichen Praxis der Pflege, insbesondere der psychiatrischen Pflege, sehr häufig (vgl. Schädle – Deininger 2000, S. 45 - 59) stellt. Bei der Beantwortung dieser Frage ist das Gewissen, als „jenes innere Gefühl, das wir als moralischen Richter anerkennen" (Tschudin 1996, S.104), gefordert.

Die Genese des Gewissens beginnt mit der Ausbildung der Sprachlichkeit und kann als Teil des Sozialisationsprozesses verstanden werden. Dabei ist die Gewissensbildung kein abgeschlossener Prozess, der mit einem bestimmten Entwicklungsalter beendet ist, sondern ein kontinuierliches Geschehen in der Auseinandersetzung des Ichs mit der Umwelt (vgl. Höffe 1997, S.107). Daraus kann gefolgert werden, dass die Auseinandersetzung mit spezifischen ethischen Fragestellungen und der reflektierte Umgang mit ethischen Themen, das Gewissen nachhaltig beeinflussen (vgl. Schädle – Deininger 2000, S. 46).

Professionelles Handeln und Entscheiden setzt eine reflektierte und systematische Auseinandersetzung mit ethisch – moralischen Fragestellungen voraus. Tschudin (vgl. 1996, S. 34 – 42) unterscheidet einen normativen und einen deskriptiven Ansatz. Der normative Ansatz ist gekennzeichnet durch die Frage „Was sollen wir tun". Hierunter werden Normen, Werte und Vorschriften für das Handeln verstanden.

Der deskriptive Ansatz hat einen eher wissenschaftlichen, beschreibenden Charakter. Hier wird nicht die Frage gestellt, wie der Einzelne oder die Gesellschaft sich verhalten soll, sondern wie das Individuum oder die Gesellschaft sich tatsächlich verhält. Nach Tschudin (1996) orientiert sich die Pflege eher am normativen, die Medizin eher am deskriptiven Ansatz.

Die normative Ethik beinhaltet zwei Gesichtspunkte, die Teleologie und die Deontologie. Bei der Fragestellung „Was ist richtig" ist die Antwort oder die Entscheidung vor allem davon abhängig, was unter „richtig" verstanden wird. Aus teleologischer, also auf das Ziel, den Zweck und die Folgen gerichteter Betrachtungsweise, steht die Nützlichkeit des Handelns in Bezug auf das Ergebnis im Vordergrund. Die Hauptströmungen der Teleologie sind der ethische Egoismus „Menschliche Wesen sollten in ihrem eigenen Interesse Handeln" (Tschudin 1996, S. 37) und der Utilitarismus.

Utilitaristisches Handeln ist auf den größtmöglichen Gewinn oder Nutzen einer größtmöglichen Menschenmenge und den geringstmöglichen Schaden einer kleinstmöglichen Menschenmenge ausgerichtet (vgl van der Arend/Gastmans 1996, S. 23). Kurz gefasst könnte dieser Ansatz als zweckrational beschrieben werden. Auf dieser argumentativen Ebene wird z.B. der Bundeswehreinsatz im Kosovo – Krieg und der Wunsch nach Forschung an Alzheimer – Kranken und geistig Schwerstbehinderten oder deren Tötung (Singer 1984) begründet. Der Utilitarismus wird aber auch und in Zukunft, so ist bei knapper werdenden finanziellen Mitteln zu befürchten, noch größere Auswirkungen auf das Gesundheitswesen haben.

Die deontologischen Betrachtungsweise ist gekennzeichnet durch die inneren Qualitäten der Haltung, unabhängig von den Folgen der Handlung. Im Vordergrund steht die Pflichterfüllung der handelnden Person. Handlungen werden nach dem Maße der Pflichterfüllung beurteilt. Diese ist dabei als das Befolgen bestimmter ethischer Prinzipien, unabhängig von der gegebenen Situation, zu verstehen (vgl. van der Arend/Gastmans 1996, S. 24). Diese Betrachtungsweise ist sehr einengend und lässt kaum Spielräume für Entscheidungsprozesse. So wird in stationären Einrichtungen der Altenpflege die tägliche Ganzkörperwaschung der BewohnerInnen (nicht selten gegen deren Willen) damit begründet, dass durch deren Einstufung in die Pflegeversicherung eine bestimmte Zeit für die Körperpflege aufzuwenden sei. Zwar bleibt dadurch in der Regel keine Zeit mehr für zwischenmenschliche und soziale Belange, der aus einem Gesetz (fälschlicherweise) abgeleiteten Pflicht einer „Erfüllung der Pflegeminuten" wird jedoch nachgekommen.

Kritik an beiden Betrachtungsweisen wird u. a. von Vertretern der Verantwortungs-ethik (vgl. Tschudin 1996, S. 40 – 42) geäußert. Diese gehen davon aus, „dass die menschliche Person der zentrale Wert ist, der gleichzeitig als Maßstab bei der Beurteilung des menschlichen Handelns fungiert." (ebd. S. 24). Das beinhaltet, dass bei einer ethischen Bewertung einer Handlung die Ziele, die Folgen, die Motive und die Umstände zu berücksichtigen sind. Thiroux (1990) formuliert fünf Grundprinzipien einer Ethik der Verantwortung, die als Grundlagen für zu treffende moralische Entscheidungen herangezogen werden können.

Als **erstes und übergeordnetes Prinzip wird der Wert des Lebens und die Achtung vor dem Leben** genannt. „Behandelt die Menschen so, wie ihr selbst von ihnen behandelt werden wollt – das ist alles, was das Gesetz und die Propheten fordern" (Matthäus 7, 12). Nach Franz Alt ist die Goldene Regel „gemeinsamer Schatz aller Religionen" (1985, S.179). Hier geht es um die Würde des einzelnen Menschen, unabhängig von persönlichen Merkmalen. Die Achtung vor dem Wert des Lebens beinhaltet aber auch das Annehmen des Todes als Teil des Lebens (vgl. Arndt 1996, S.67). Gerade letzteres führt in der psychiatrischen Arbeit nicht selten zu kontroversen Diskussionen.

Zum **zweiten wird das Prinzip des Guten und Richtigen** genannt, das in allen ethischen Theorien entscheidende Bedeutung hat. Dieses Prinzip ist sehr stark davon abhängig, was denn als das Gute und Richtige betrachtet wird: das Ziel, der Nutzen, die Haltung oder die persönliche Biographie. Arndt (ebd. 1996) nennt hier Güter wie Wohlbefinden, Freude, Wahrheit u.ä., die das Leben als solches mit Wert füllen.

Als **drittes Prinzip werden Gerechtigkeit und Fairness** genannt. Zusammenfassend lässt es sich beschreiben als das Recht aller Menschen am Leben, an den Gütern und den Ressourcen teilzuhaben. Dieses Prinzip ist Grundlage der Menschenrechte und in unserer Verfassung vom 23. Mai 1949 in den Artikeln 1 – 19 beschrieben (Bundeszentrale für politische Bildung, 1977).

Das **Prinzip der Wahrheit und Ehrlichkeit** gilt als Voraussetzung für das menschliche Zusammenleben. Es ist die Basis des gegenseitigen Vertrauens und des Sich - Verlassen – Könnens auf andere. In der psychiatrischen Arbeit ist die Anerkennung dieses Prinzips durch die dort Tätigen Grundvoraussetzung einer Beziehungsgestaltung. Wahrheit und Ehrlichkeit im Umgang miteinander sind die Basis für die Schaffung eines therapeutischen Milieus.

Das **Prinzip der individuellen Freiheit und der Selbstbestimmung**, auch als **Autonomieprinzip** bezeichnet, beinhaltet die Verantwortung des einzelnen für sein Handeln und sein Entscheiden. Es erfährt seine Grenzen in den vier erstgenannten Prinzipien und ist Ausdruck der Individualität des Einzelnen in Verantwortung zur Autonomie anderer. Mit anderen Worten ausgedrückt, sind meine individuellen Entscheidungen und Handlungen von mir selber zu verantworten und moralisch nur dann vertretbar, wenn sie nicht im Gegensatz zu den ersten vier Prinzipien stehen.

Ohne individuelle Freiheit ist moralisches Handeln nicht möglich. Die genannten fünf Prinzipien stehen in Zusammenhang zueinander, sich nur von einem Prinzip oder ausgewählten Prinzipien leiten und die anderen unberücksichtigt zu lassen, ist für moralische Entscheidungen unhaltbar.

In der psychiatrischen Arbeit aber kommt es nicht selten vor, dass die genannten Prinzipien im Widerspruch zueinander stehen. Dann sind die Handelnden gezwungen, einem oder einer Auswahl der Prinzipien Priorität einzuräumen und möglicherweise gegen andere bewusst zu verstoßen. Wenn dabei der Wert des Lebens oder die Würde des Menschen, nach Arndt als primäre Kategorie (vgl. Arndt 1996, S. 70) bezeichnet, gegen andere Prinzipien abzuwägen sind, so erscheint das noch nachvollziehbar und als erste Orientierung sinnvoll, da sie Voraussetzungen für Gerechtigkeit, Wahrheit und Selbstbestimmung sind. Damit soll hier aber nicht der Eindruck erweckt werden, es reiche aus, die fünf Prinzipien in der genannten Reihenfolge im Sinne einer Messlatte zu verwenden und von eins bis fünf als klare hierarchische Gliederung der Reihe nach zu überprüfen, um garantiert die richtige Entscheidung zu treffen.

Das Abwägen und Entscheiden in moralischen Konfliktsituationen ist und bleibt immer eine individuelle und jeweils einzigartige Leistung derer, die damit konfrontiert sind. Dies soll im folgenden Abschnitt an exemplarischen Situationen in der psychiatrischen Arbeit, die moralische Entscheidungen notwendig machen, verdeutlicht werden.

2.4.2 Ethische Prinzipien und moralisches Handeln in der psychiatrischen Pflege

Die Psychiatrie hat in der allgemeinen Gesundheitsversorgung einen Sonderstatus. Die meisten Menschen, die in ein Krankenhaus gehen, tun das freiwillig, weil sie sich krank fühlen, oder ihnen gesagt wurde, dass sie krank seien und professioneller Hilfe bedürfen. Sie haben in der Regel eine Krankheitseinsicht und erwarten für sich von der Krankenhausbehandlung Hilfe. Dies trifft für die Mehrzahl der Menschen, die eine psychiatrische Abteilung an einem Allgemeinkrankenhaus oder ein psychiatrisches Krankenhaus aufsuchen, ebenfalls zu, aber nicht für alle.

Es gehört nun einmal zum Wesen mancher psychotischen Erkrankung, dass dem Erkrankten die so genannte „Krankheitseinsicht" fehlt. Dies ist als Symptom und nicht als böser Wille oder Verweigerungshaltung des Betroffenen zu sehen und zu verstehen (Finzen 1991, Bock 1997).

Dies bringt es mit sich, dass psychiatrisch Tätige immer wieder vor der Frage stehen, ob das, was der Mensch uns mitteilt oder zeigt, seine persönliche und freie Entscheidung, der Person zugehörig oder möglicherweise ein Symptom seiner psychiatrischen Erkrankung ist.

Wenn Frau Meier aus dem vierten Stock springen will, weil sie der festen Überzeugung ist, sie könne fliegen, so ist das noch relativ einfach beurteilbar. Es ist aber nicht unbedingt Eifersuchtswahn, wenn Frau Müller glaubt, ihr Mann würde sie mit seiner Sekretärin betrügen. Mit einer ausreichenden Dosierung an Neuroleptika können allerdings beide Vorstellungen für einige Zeit oder dauerhaft unterdrückt werden. Im ersten Fall wird damit möglicherweise das Leben gerettet, im zweiten Fall möglicherweise, nicht zuletzt wegen der Nebenwirkungen der Neuroleptika, gegen die Menschenwürde verstoßen.

Hinzu kommt, dass es auch bei Menschen in einer akuten Psychose immer wieder Momente gibt, in denen die Betroffenen sehr wohl zu klaren Entscheidungen fähig sind (Zehentbauer 1992, Dörner 1996, Schädle – Deininger 1996, Bock 1997). Gerade weil dies so ist, ist verantwortungsvolles psychiatrisches Handeln, im Sinne eines professionellen Handelns, ohne ethische Reflexion nicht denkbar. Eine erste Orientierung hierzu lässt sich aus den genannten ethischen Prinzipien ableiten, wobei allerdings nicht selten einzelne Prinzipien, wie nachfolgend beschrieben, im Widerspruch zueinander stehen.

Prinzip 1:   Wert des Lebens/Achtung vor dem Leben

In der psychiatrischen Arbeit haben wir es öfter auch mit Menschen zu tun, die aus unterschiedlichen Gründen keinen Sinn mehr in ihrem Leben sehen und die Selbsttötung dem Weiterleben vorziehen. 1989 kamen auf 100 000 Einwohner in der BRD 16,35 Suizide. Die Zahl der Suizidversuche war zehn mal so hoch, die Dunkelziffer ist unbekannt (Dörner/Plog 1996, S. 336). Nicht selten, eher ist es die Regel, werden Menschen nach einem gescheiterten Suizidversuch in eine psychiatrische Klinik eingewiesen. Die Gründe, die dazu führen, dass ein Mensch den Tod dem Leben vorzieht, sind sehr unterschiedlich. Verzweiflung, Ausweglosigkeit, Angst, Hoffnungslosigkeit, Verlust, mißglückte Altersadaption, Schmerzen durch Krankheiten und psychiatrische Erkrankungen, insbesondere Depressionen und Neurosen, seltener Erkrankungen aus dem schizophrenen Formenkreis werden für suizidale Handlungen am häufigsten genannt (Ringel, 1976). Nach Ringel ist der Mensch das einzige Lebewesen, dass die Möglichkeit besitzt, sich absichtlich selber umzubringen (vgl. ebd. S. 12).

Die gesellschaftliche Bewertung einer suizidalen Handlung ist kulturell sehr unterschiedlich. In Japan wird der Suizid als heroische Tat verehrt, im eher katholisch geprägten Irland als Verbrechen betrachtet (vgl. Dörner/Plog 1996, S. 337). In der deutschen Psychiatrie wird eine suizidale Handlung als absolute Zuspitzung einer Krise betrachtet, in der der betroffene Mensch seine Handlungsalternativen (bis auf eine) verloren hat. Zugleich aber wird auch angenommen, dass sich nach einer Überwindung der Krise wieder Handlungsalternativen eröffnen. Psychiatrisches Handeln ist somit darauf ausgerichtet, den Suizid zu verhindern und gleichzeitig mit dem Patienten andere Bewältigungsformen zu entwickeln.

In akuten suizidalen Krisen kommt es vor, dass ein Mensch oft über Tage fixiert und medikamentös sediert sowie rund um die Uhr überwacht werden muss, um am Leben zu bleiben. Der Wert des Lebens an sich steht hier über allen anderen Prinzipien. In den meisten Fällen wird dies von den psychiatrisch Tätigen als notwendiger Teil der Arbeit gesehen, in dem Wissen, dass es andere Wege der Krisenbewältigung geben wird. Es kommt aber auch vor, dass psychiatrisch Tätige vor der Frage stehen, welchen Sinn das Leben eines Menschen für ihn denn noch haben kann und ob seine Entscheidung, seinem Leben ein Ende zu setzen, verständlich ist und von ihnen nur hinausgezögert werden kann. Hierzu ein Beispiel:

Herr Müller, 38 Jahre alt, von Beruf Kraftfahrer, verschuldet in angetrunkenem Zustand einen Unfall, bei dem seine Ehefrau, seine beiden Kinder und zwei weitere Menschen ums Leben gekommen sind. Er selber ist nur leicht verletzt und versucht, sich in der chirurgischen Klinik zu erhängen. Er wird bewußtlos aufgefunden, muss reanimiert werden und wird nach zwei Wochen Intensivstation in die psychiatrische Klinik verlegt. Aufgrund des Sauerstoffmangels durch die Strangulation sind bleibende Störungen der Koordination, der Sprache sowie epileptische Anfälle (grand – mal – Anfälle) aufgetreten. Sein Denken ist nicht beeinträchtigt und sein Wunsch, dem

Leben mit allen Mitteln ein Ende zu setzen, führt im psychiatrischen Team zu kontroversen Diskussionen. Wir wissen, dass es uns wahrscheinlich gelingen wird, einen Suizid während des Aufenthaltes in der psychiatrischen Abteilung zu verhindern. Gleichzeitig sehen aber auch wir keine Perspektiven für ihn. Er wird nie wieder selbständig leben können, und er hat alles, was für ihn bedeutsam war, verloren. Für ihn hat das Leben keinen Wert mehr, der für uns aber handlungsleitend ist. Dabei sind wir ziemlich sicher, dass wir den Suizid nur hinauszögern können. Wir haben und mussten uns für den Wert des Lebens entscheiden. Herr Müller wurde nach acht Wochen psychiatrischer Behandlung in die geschlossene Abteilung eines Pflegeheimes verlegt. Er starb bei einem epileptischen Anfall (status epileptikus) in der ersten Nacht im Pflegeheim.

Den Wert des Lebens zu achten, ihm oberste Priorität einzuräumen und alles daran zu setzen, Leben zu erhalten, ist auch in der psychiatrischen Arbeit zu Recht handlungsleitend. Ohne unbedingte Achtung dieses Prinzips wäre der Willkür, wie die jüngere Vergangenheit gezeigt hat (Steppe, 1993), Tür und Tor geöffnet.

Prinzip 2:   das Gute/das Richtige tun

An dieser Stelle könnte als erstes die Frage diskutiert werden, ob Psychiatrie überhaupt gut und richtig sein kann. Hierzu gibt es sehr kontroverse Aussagen und die Erkenntnisse aus der Soteria – Bewegung z.B. (Ciompi 1982, Bock/Weigand 1991, Watzlawik 1997, Bock 1997) zeigen, dass auch ohne unsere existierende Psychiatrie psychisch kranken Menschen, vielleicht besser geholfen werden kann(vgl. Watzlawik 1997, S. 369 – 420). Diese Frage kann hier aber nicht zu Ende diskutiert werden. Es gibt die Psychiatrie und oberstes Ziel muss es sein, die psychiatrische Versorgung so menschlich wie nur möglich zu gestalten.

Dazu gehört es in erster Linie auch, sich das Prinzip des Richtigen und Guten zu eigen zu machen. Dieses Prinzip verlangt: „(1) dass wir das Gute über das Schlechte stellen; (2) dass wir weder Schaden noch Schlechtes verursachen; (3) dass wir Schaden oder Schlechtes verhindern" (Tschudin 1996, S. 45). Nicht selten stellt sich im psychiatrischen Alltag aber die Frage, was in dieser Situation das Gute, was das Richtige ist. Mitunter hat der Patient völlig andere Vorstellungen von dem, was gut und richtig für ihn ist, als die professionellen Helfer. Nicht immer haben die Professionellen dabei die besseren Argumente oder das größere Wissen, sondern die größere Macht. Diese Macht kann dazu verleiten, dass das, was sie für richtig und gut halten, dem Patienten in der Hoffnung übergestülpt wird, dass es sich im Nachhinein als richtig und gut erweist. Häufig ist es so und das Handeln wird durch den Erfolg legitimiert, solches Handeln darf aber nicht zur unreflektierten Regel werden. Beispiel:

Petra S. wird wegen drohender Verwahrlosung, bei Verdacht auf eine schizophrene Psychose, richterlich eingewiesen. Sie lebt seit zwei Jahren in einer Sozialwohnung und wurde vom ambulant – psychiatrischen Dienst (APD) einmal pro Woche aufgesucht. Sie arbeitete stundenweise in einer beschützten Einrichtung und kam bisher ganz gut zurecht.

Seit vier Wochen geht sie nicht mehr zur Arbeit und der Kontakt zum APD wurde abgebrochen. Seit einer Woche hat sie die Wohnung nicht verlassen, konnte aber durch die verschlossene Tür angesprochen werden. Der behandelnde Nervenarzt und der APD sahen eine Gefahr für Petra S. und erwirkten eine richterliche Einweisung in eine psychiatrische Klinik. Die Wohnungstür musste aufgebrochen und Frau S. mit der Polizei in die Klinik gebracht werden. Frau S. hat sich seit mindestens einer Woche nicht mehr gewaschen, sie roch sehr stark, ihre Haare waren verfilzt, sie zeigte Ausschläge am Hals, unter den Armen, am Bauch und im Genitalbereich. Ihr Ernährungszustand war hingegen gut. Auch war sie ansprechbar und bereit, „ein paar Tage zu bleiben" und auch Medikamente einzunehmen. Der Versuch, sie zu einem Bad zu überreden oder sie von einer Dusche zu überzeugen, löste panische Angst bei ihr aus. Nur mit Gewalt wäre dies möglich gewesen. Auf der anderen Seite war sie in einem Zustand, der für alle Beteiligten eine Zumutung darstellte.

Im therapeutischen Team gingen die Meinungen auseinander. Einige waren der Überzeugung, dass ein gründliches Bad das Richtige sei und es Frau S. anschließend deutlich besser gehen würde. Andere argumentierten, dass keine akute Gefahr bestünde und eine zwangsweise durchgeführte Körperpflege möglicherweise die Beziehungsebene als Basis therapeutischen Arbeitens verhindern würde. Man war sich einig, dass die Angst vor dem Waschen einen psychotischen Hintergrund habe. Als Kompromiss wurde beschlossen, Frau S. über drei Tage medikamentös zu behandeln und dabei zu versuchen, eine Vertrauensbasis aufzubauen und mehr über ihre Beweggründe, nicht mit Wasser in Berührung zu kommen, zu erfahren. Aus Rücksicht auf die anderen Patienten sollte möglichst oft mit ihr die Station verlassen werden. Die nächsten beiden Tage änderte sich nicht viel. Frau S. war zugänglich, ging mit nach draußen und hielt sich vom Wasser fern. Sie trank auch kein Wasser, sondern nur Milch und Säfte. Warum sie vor dem Wasser Angst hatte, war allerdings nicht in Erfahrung zu bringen.

Am dritten Tag kam der Zufall oder besser gesagt ein Gewittertief zu Hilfe. Frau S. war mit einer Schülerin im Garten, als ein Regenschauer beide völlig durchnässte. Nach anfänglichem und kurzfristigem Anflug einer Panik wollte Frau S. nicht mehr aus dem Regen gehen. Sie kam sehr gelöst zurück auf Station und duschte ausgiebig. Später konnte sie erzählen, dass die Stimme ihres verstorbenen Vaters ihr verboten habe, mit Wasser in Kontakt zu kommen, denn das sei tödlich für sie. Durch den Regen aber sei ihr klar geworden, dass vom Wasser keine Gefahr ausginge. Ohne den Regen wäre sie wahrscheinlich am nächsten Tag gegen ihren Willen geduscht worden, weil das therapeutische Team es als das Beste für sie gehalten hätte. Vielleicht wäre das Ergebnis das Gleiche gewesen, vielleicht wäre aber auch jede Basis für eine vertrauensvolle Begegnung zerstört worden.

Prinzip 3:   Gerechtigkeit/Fairness walten lassen

An dem Fallbeispiel von Petra S. lässt sich auch das Prinzip der Gerechtigkeit und Fairness in der psychiatrischen Arbeit verdeutlichen. Die Möglichkeit eines jeden Menschen, psychisch krank zu werden, ist verbunden mit dem grundsätzlichen Recht auf psychiatrische Behandlung. Manchmal hat aber der psychisch kranke Mensch in seiner Ausnahmesituation nicht die Möglichkeit oder den Willen, sich behandeln zu lassen. Das kann soweit gehen, dass er sich und/oder andere gefährdet. Abgeleitet aus den Prinzipien „Achtung vor dem Leben" und das „Gute und Richtige" tun ist auch eine Behandlung gegen den Willen des Betroffenen gerechtfertigt und notwendig. Dies kann aber nur im jeweiligen Einzelfall entschieden werden. Fairness in der psychiatrischen Arbeit zeichnet sich dann dadurch aus, dass auch Menschen, die nicht verstehen, warum sie behandelt werden müssen und die sich gegen die Behandlung wehren, mit gleichem Respekt und Achtung begegnet wird wie denjenigen, die freiwillig zur Behandlung kommen.

Bei Petra S. ergab sich die Frage, ob es ihr gegenüber gerechtfertigt sei, ihr eine Körperpflege unter Berücksichtigung der Tatsache aufzuzwingen, dass es für die anderen, die Mitpatienten und das therapeutische Team, eine Zumutung war, sich ihr auf mehr als zwei Meter zu nähern. Ist es fair, aus Rücksicht und Respekt vor der Ausnahmesituation einer einzelnen, allen anderen Unannehmlichkeiten zu zumuten? Gerade die Frage nach Gerechtigkeit und Fairness stellt sich in der alltäglichen psychiatrischen Arbeit immer wieder und kann nur in der konkreten Situation entschieden werden.

Prinzip 4:   Wahrheit/Ehrlichkeit

Das Prinzip der Wahrheit und Ehrlichkeit, als Grundlage jeder sinnvollen Kommunikation, ist eng verbunden mit dem Erleben der jeweiligen Realität. Hier könnte man mit Watzlawik (1978) die Frage aufwerfen: „Wie wirklich ist die Wirklichkeit". Gibt es so etwas wie eine wirkliche Wirklichkeit und ist das eine Wirklichkeit, die wir alle gemeinsam haben?

Schon in der alltäglichen Kommunikation ist diese Frage nicht immer einfach zu beantworten (Schulz von Thun, 1983, 1985, 2000, Watzlawik, 1978, 1985, 1988, 1991, 1997). Aber noch schwieriger wird es, wenn z.B. in der psychiatrischen Arbeit, zwei (oder mehr) völlig andere Wirklichkeitswelten vorhanden sind.

Wenn Herr X. morgens entrüstet erzählt, die Nachtschwester hätte ihn schon wieder angebunden und stundenlang vergewaltigt, so dass ihm jetzt alle Knochen wehtäten und er deshalb auf keinen Fall zur Morgengymnastik kommen kann, so ist das möglicherweise seine Realität. Dennoch kann mit einer gewissen Sicherheit davon ausgegangen werden, dass die Kollegin in der Nacht anderes zu tun hatte. Das ist die andere, unsere Realität, die der von Herrn X. entgegen steht. Wäre es nun wahrhaftig und ehrlich (gegenüber der Kollegin gerecht und fair), ihm zu sagen, er könne sich seine Lügen sparen und er außerdem er absolut nicht der Typ wäre, der der Kollegin gefallen könne? Oder wäre es ehrlicher, nicht den Inhalt der Nachricht, sondern die anderen drei Seiten der Nachricht (Schulz von Thun, 2000) zu beachten und darauf zu reagieren? Ist hier sein Wunsch nach Zuwendung, den er nicht formulieren kann und der nur unzureichend erfüllt wird, thematisiert? Will er, verschlüsselt und auch für ihn nicht in Worte zu fassen, mitteilen, dass er sich alleine und einsam, handlungsunfähig (fixiert, angebunden) fühlt? Will er mit seiner Aussage ein Beziehungsangebot machen, dass eine Chance sein kann, ihn zu erreichen? Oder will er nur deutlich machen, dass er absolut keine Lust auf Gymnastik hat? Wahrheit und

Ehrlichkeit können hier, je nach Perspektive, sehr unterschiedliche, förderliche aber auch schädliche Folgen haben.

Prinzip 5: individuelle Freiheit/persönliche Selbstbestimmung

Bis vor etwa 25 Jahren (Enquet – Bericht 1974) war die Aufnahme in ein psychiatrisches Krankenhaus verbunden mit der Aufgabe der persönlichen Freiheit. Auch wenn das inzwischen weitgehend der Vergangenheit angehört, ist die Gefahr sehr groß, als psychiatrisch Handelnder die Autonomie des Patienten unnötigerweise einzuschränken. Sei es aus Gründen einer falsch verstandenen Fürsorge oder aus Bequemlichkeit. Die Macht und die Möglichkeiten dazu sind trotz gesetzlicher Regelungen vorhanden. Die Abwägung, ob sich eine Einschränkung der persönlichen Freiheit notwendigerweise aus den bisher genannten Prinzipien ergibt, ist in der Regel der schwierigere Weg.

Bei Herrn Müller musste die persönliche Freiheit, seine Autonomie, um sein Leben zu erhalten, außer Acht gelassen werden. Seine persönliche Entscheidung wäre der Suizid gewesen. Petra S. hatte, bedingt durch ein psychotisches Erleben, jede Berührung mit Wasser vermieden. Dadurch war eine Situation entstanden, die für alle anderen nur schwer zu ertragen war. Bei längerem Abwarten und Aushalten der Situation hätten gesundheitlicher Schäden nicht ausgeschlossen werden können. Auch hier hätte die Pflicht, das Leben und die Gesundheit zu schützen, letztendlich vor der Selbstbestimmung gestanden. Indem wir bei Herrn X. nicht die Inhaltsseite, sondern den Appell, die Selbstoffenbarung und das Beziehungsangebot der Nachricht in den Vordergrund stellten, erfuhr er durch das Ernstnehmen seiner Person Respekt in seiner persönlichen Freiheit. Eine Erhöhung der Neuroleptikadosierung hätte wahrscheinlich auch dazu geführt, dass er nachts nicht mehr vergewaltigt worden wäre. Seine Möglichkeiten der Selbstbestimmung wären damit aber massiv eingeschränkt worden.

In den nach den fünf Grundprinzipien einer Ethik der Verantwortung beschriebenen Fallbeispielen waren es die Pflegenden, die letztendlich Verantwortung übernommen und getragen haben. Natürlich waren auch die anderen Berufsgruppen an dem Entscheidungsprozess beteiligt. Die Umsetzung der Entscheidung oblag aber den Pflegenden. Dass dies nach einer gründlichen ethischen Reflexion im Sinn eines Nachdenkens über moralisches Handeln geschah, kann jedoch nicht angenommen werden (vgl. Abschnitt 2.4). Dennoch war das Handeln von allgemeinethischen Prinzipien geleitet.

Im ersten Fallbeispiel stehen die Anteile einer deontologischen Betrachtungsweise im Vordergrund. Zusammengefasst: Es ist die Pflicht der psychiatrisch Tätigen, einen Suizid zu verhindern, auch in dem Wissen, dass es nicht immer gelingt.

Bei Petra S. konkurrierte der durchaus noch aktuelle, deontologische – pflegerische Ansatz: Es ist die Pflicht der Pflege dafür zu sorgen, dass Patienten sauber sind, damit sie sich wohl fühlen, mit den genannten verantwortungsethischen Aspekten.

Bei Herrn X. würde wohl nicht selten die teleologische Argumentation im Vordergrund stehen, dass der Patient eindeutige Wahnideen hat, und es daher notwendig ist, hochpotente Neuroleptika zu verabreichen. Deren Nebenwirkung müssen in Kauf genommen werden, um das Ziel „Frei von Wahnideen" zu verwirklichen, da dies (naturwissenschaftlich – medizinisch gesehen) Aufgabe der Psychiatrie ist. Die Achtung seiner subjektiven Wirklichkeit, seine Wahrheit des Erlebens, diente der Aufrechterhaltung seiner Selbstbestimmung.

Die getroffenen Entscheidungen können, zumindest retroperspektiv, moralisch begründet werden. In der konkreten Situation geschah dies nicht. Möglicherweise wären die Entscheidungen, insbesondere bei Fallbeispiel zwei und drei anders ausgefallen, wenn z.B. vom leitenden Arzt eine andere Anordnung als das gewählte Vorgehen gegeben worden wäre. Zweifellos wäre dies aber von den Beteiligten als Kontrasterfahrung (van der Arend 1998) erlebt worden. Andere hätten, in der gleichen Situation, bei den gleichen Voraussetzungen, möglicherweise völlig anders gehandelt. Sie hätten das nicht aus niederen Gründen, aus Bequemlichkeit oder aus Desinteresse getan, sondern weil sie eine andere Betrachtungsperspektive gewählt hätten.

Es gehört zum Wesen der Psychiatrie und damit auch der psychiatrischen Pflege, dass es immer wieder Situationen gibt, in denen die fachliche Argumentation alleine nicht ausreicht, gut und richtig zu handeln. Dies sind Situationen, in denen Werte wie Freiheit und Selbstbestimmung, Menschenwürde und Schutz des Lebens, Verantwortlichkeit und Fürsorge in Frage gestellt werden oder sich gegenseitig widersprechen kommen immer wieder vor. Das Treffen ethischer Entscheidungen zum Begründen moralischen Handelns setzt ethische Kenntnisse voraus, die erst einen

„ethischen Blickwinkel" (van der Arend, 1998) als perspektivische Erweiterung pflegerischen Handelns möglich machen. Eine Berufsgruppe wie die Pflege und hier insbesondere die psychiatrische Pflege, die für sich in Anspruch nimmt, Profession zu sein oder sich auf dem Weg dorthin zu befinden, muss ethisch argumentieren können um moralisches Handeln zu begründen.

2.5 Zusammenfassung

In diesem Abschnitt wurden, ausgehend von dem Streben nach Professionalisierung, aktuelle Standpunkte der psychiatrischen Pflege beschrieben. Es konnte gezeigt werden, dass psychiatrisch Pflegende ihre Rolle als Wärter und Aufseher abgelegt haben und sie zu einem festen und wichtigen Bestandteil der psychiatrischen Versorgung wurden. Sie haben eigene Aufgabenbereiche, eigene Entscheidungsspielräume, eigene theoretischen Argumentationsebenen formuliert und eigene Weiterbildungsmöglichkeiten sowie den gesetzlichen Schutz der Berufsbezeichnung, „Fachkrankenschwester/ Fachkrankenpfleger für Psychiatrie" erreicht.

Im Vordergrund psychiatrisch – pflegerischen Handelns steht nicht mehr die Frage: „Wie kann man die größte Zahl von Menschen mit den geringsten Mitteln optimal kontrollieren?" (Bentham, J., zitiert von Dörner 1996, S.20), sondern die Gestaltung der Beziehung im Sinne eines Begegnens und Begleitens. Die neue Position im Gefüge der psychiatrischen Arbeit veränderte auch die Verantwortlichkeit der einzelnen Berufsgruppen. Im Rahmen eines allgemeinen Paradigmenwechsels in der Psychiatrie wandelte sich auch das Verständnis des Krankheitsbegriffes. Das Schlagwort „Geisteskrankheiten sind Gehirnerkrankungen" aus dem 19. Jahrhundert wich einem multikausalen Verständnis psychiatrischer Erkrankungen.

Der Mensch mit seinen Symptomen, verstanden als eine mögliche Form des Lebens und Erlebens, tritt vermehrt in den Mittelpunkt der Betrachtungsweise. Selbstbestimmung und Selbstbefähigung treten an die Stelle von Verwahrung und Entmündigung. Die Reflexion psychiatrisch – pflegerischen Handelns erfolgt vermehrt theoriegeleitet (vgl. Schädle – Deininger 2000, S.72 – 83). Die Pflegemodelle von Peplau (1995) und Orlando (1996) stellen die Beziehungsgestaltung zwischen Pflegenden und Klienten in den Vordergrund. Partnerschaft, Respekt, Ehrlichkeit, Offenheit, Akzeptanz und Unvoreingenommenheit drücken sich in einem neuen Verständnis des

Teamgedankens aus. Nicht mehr alleine die professionellen Helfer (streng hierarchisch gegliedert) bilden ein Team, sondern auch die Psychoseerfahrenen und ihre Angehörige gehören dazu.

Mit den pflegetheoretischen Ansätzen von Orem (1985) und der Erweiterung des Modells von Roper durch Abderhalden (1986) bekommt der Begriff der Fürsorge eine neue Dimension, die auch im Empowerment – Ansatz zum Tragen kommt. Das Für – Andere – Sorgen, ein wesentliches Grundelement der weiblich geprägten Pflege, muss durch das Ziel der Selbstbestimmung und Handlungskompetenz legitimiert werden. Die Betrachtung der individuellen, realen Lebenswelt des Klienten und seines Umfeldes, die Gestaltung und Bewältigung des alltäglichen Lebens löst eine Fixierung auf zu beseitigende Symptome ab.

Psychiatrisch Handelnde, im Besonderen psychiatrisch Pflegende als „Experten für den Alltag" (Dörner/Plog 1996, Dörner 1996), betrachten den psychisch kranken Menschen als „Experten für das Erleben und den Umgang" (Bock 1997, Meyer 1999/1) mit der Erkrankung. Die Einzigartigkeit jedes einzelnen Menschen tritt an die Stelle eines standardisierten Behandelns von so genannten psychiatrischen Krankheiten. Die Grund – und Arbeitshaltung (vgl. Schädle, – Deininger 2000, S. 43 – 44) ist, im Sinne eines idealen Berufsverständnisses psychiatrisch Pflegender gekennzeichnet durch das Verständnis, in einem gleichberechtigten Team mit allen Beteiligten gemeinsam das Ziel zu verfolgen, die Handlungskompetenz aller (nicht nur der Klienten) zu erweitern. Dies beinhaltet, neben dem gemeinschaftlichen Lernen, auch das Wissen, auf therapeutische Entscheidungen Einfluss zu haben, sie mit zu gestalten und auch zu verantworten (vgl. Dörner 1996, S. 165 – 175).

Auf der Handlungsebene lässt sich eine patientenorientierte psychiatrische Pflege als „das Eingehen und Ernstnehmen des Klienten bezüglich seiner Wünsche und Bedürfnisse, mit ihm gemeinsam zu versuchen seine Problematik zu verstehen und aus diesem Verständnis heraus gemeinsame Strategien zu entwickeln, den Alltag als weniger kränkend zu erleben" beschreiben. Dabei betrachten sich Pflegende (und andere Beteiligte) als gleichberechtigte Partner des Klienten. Diese Betrachtung beinhaltet auch, den Partner vor unangemessenen Anforderungen durch andere zu schützen, vor allem wenn er noch nicht oder nicht mehr selber dazu in der Lage ist.

In enger Verbindung mit dem beruflichen Selbstverständnis und der Bereitschaft, für sein Handeln verantwortlich zu sein, wird zunehmend die Kompetenz erwartet,

Entscheidungen auch aus ethischen Überlegungen zu hinterfragen. Das Berufen auf Gehorsam und ärztliche oder sonstige Autorität, dass sich die berufliche Pflege seit ihren Anfängen zu Eigen gemacht hatte, gipfelte in der „Vernichtung unwerten Lebens" (Steppe 1993). Dass dieses menschenverachtenden System von 1933 – 1945, dem alleine in der Heil – und Pflegeanstalt Zwiefalten im Zeitraum von 1941 bis 1954 1500 Patienten (May u.a. 1991) zum Opfer fielen, in diesem Ausmaß morden konnte, war nur möglich, weil auch die Pflegenden in der Psychiatrie aktiv beteiligt waren und dieses extrem utilitaristische Verständnis des Menschenwertes, welches ausschließlich an seine Produktivität gekoppelt wurde, nicht in Frage stellten.

Noch bis in die siebziger Jahre hinein blieb der Glaube an ärztliche Autorität und Führung in der psychiatrischen Pflege (vgl. Dörner 1996, S. 165 - 175), in Verbindung mit einem mütterlichen Fürsorgeverständnis (Drerup 1992), handlungs-leitend. Der Patient war Objekt der Behandlung und Pflege, das Wiederherstellen seiner Funktionalität, auch gegen seinen Willen, stand im Vordergrund des Bemühens. Die Pflege hatte die Pflicht, die körperlichen Grundbedürfnisse des Patienten zu befriedigen und ärztliche Verordnungen durchzuführen ohne sie zu hinterfragen (Wittneben 1991). Moralische Haltungen der Pflege wurden aus einer deontologischen Medizinethik abgeleitet.

Im heutigen beruflichen Selbstverständnis der psychiatrischen Pflege nimmt die Verantwortung für das eigene Entscheiden und Handeln einen großen Raum ein (vgl. Schädle – Deininger 2000, S. 43- 44). Daraus kann geschlossen werden, dass die Basis moralischen Handelns in der psychiatrischen Pflege von einer Ethik der Verantwortlichkeit (van der Arend 1998) gebildet wird.

Inwieweit dies auch in der beruflichen Praxis der psychiatrischen Pflege zutrifft, soll im Folgenden untersucht werden.

3 Explorative Studie

Für die Bearbeitung der zugrunde liegenden Fragestellung wurde eine explorative Studie in Form einer schriftlichen Befragung durchgeführt. Die explorative Vorgehensweise wird hier nicht nur als hypothesentestende Vorstufe, sondern auch als Möglichkeit eines Erkenntnisgewinns für die soziale Wirklichkeit (vgl. Atteslander 1993, S.77) betrachtet. Zusätzlich wurden zwei Fallbeispiele, bei denen eine Kontrasterfahrung angenommen werden kann, als hypothetische Situation oder nach Kohlberg (1974) als hypothetisches Dilemma zugrunde gelegt. Ein weiterer Grund für das gewählte Vorgehen ist darin zu sehen, dass vergleichbare Studien zum Zeitpunkt der Bearbeitung nicht vorlagen. Die gleiche Erfahrung machte auch schon van der Arend. (vgl. 1998, S. 20).

Bei der Befragung wurden, mit einer Ausnahme, geschlossene Fragen gestellt, die Erkenntnisse zu folgenden Forschungsfragen herbeiführen sollten:

1. Inwieweit stimmen die aus der Literatur entwickelten ideellen Vorstellungen von einem Selbstverständnis psychiatrischer Pflege mit den Vorstellungen psychiatrisch Pflegender überein? Gibt es Abweichungen oder werden bestimmte Zuschreibungen favorisiert oder abgelehnt?

2. Gibt es Unterschiede im beruflichen Selbstverständnis, die durch Geschlecht, Alter, Berufsdauer oder Dauer der psychiatrischen Tätigkeit erklärbar sind?

3. Wird die in den Fallbeispielen angenommene Kontrasterfahrung erlebt und wie reagieren die Pflegenden darauf und wie argumentieren sie?

4. Gibt es Unterschiede, im Erleben, in der Argumentation und der Reaktion, die durch Geschlecht, Alter, Berufsdauer oder Dauer der psychiatrischen Tätigkeit erklärbar sind?

5. Gibt es Unterschiede in der eigenen Reaktion und der in der Praxis erwarteten Reaktion bezüglich der Entscheidungen?

Als geeignete Erhebungsmethode zur Beantwortung der Forschungsfragen wurde, unter Berücksichtigung der personellen und zeitlichen Ressourcen, ein quantitativer Ansatz gewählt, wobei allerdings nicht auf einen bereits bestehenden, standardisierten Fragebogen zurückgegriffen werden konnte. Der Fragebogen (Anlage 2) wurde literatur- und erfahrungsgestützt entwickelt und in zwei Pre - Tests überprüft. Er ist weitgehend an den Kriterien der Likert – Skala (vgl. LoBiondo-Wood/Haber 1996, S. 397 – 401) orientiert. Die offene Frage wird inhaltlich ausgewertet.

Die Befragung wurde vom Dezember 2000 bis Januar 2001 an zehn von 51 Weiterbildungsinstituten für psychiatrische Pflege in Deutschland durchgeführt. Für Auswahl der Institute wurde die „einfachen Zufallserhebung" (ebd. S.333) gewählt. Dadurch sollte eine Verfälschung der Stichprobe möglichst ausgeschlossen und ihr repräsentativer Charakter im Hinblick auf die TeilnehmerInnen in der psychiatrischen Weiterbildung maximiert werden (vgl. ebd. S. 333 – 335).

Die Leitungen aller angesprochenen Weiterbildungseinrichtungen waren bereit, an der Befragung teilzunehmen. Möglicherweise wurde dies durch bestehende persönliche Kontakte unterstützt. Sie stellten auch die notwendigen Freiräume von 45 und 60 Minuten zur Verfügung, so dass die TeilnehmerInnen sich zurückzuziehen konnten, um die Fragen zu beantworten. Wo dies nicht möglich war, wurden die Fragebögen ausgeteilt, um zu Hause bearbeitet zu werden. Dadurch sollte auch die Gefahr der „sozialen Erwünschtheit" (ebd. S. 398) beim Ausfüllen der Fragebögen reduziert werden.

Die ethische Dimension der Befragung wurde durch die Anonymität der Befragung berücksichtigt, eine Rückverfolgung auf die Befragten ist nicht möglich. Hinsichtlich der Fallbeispiele wurden die Daten so verändert, dass Betroffene nicht mehr erkannt werden konnten, um ihre Persönlichkeit zu schützen.

Die Entscheidung gerade TeilnehmerInnen, die sich in der Weiterbildung zur psychiatrischen Fachpflege befinden, zu befragen, fiel aus mehreren Gründen:

In der Regel haben sie eine mehrjährige, mindestens aber einjährige Berufserfahrung in der Psychiatrie (DKG 1973/1990). Dies ist eine Voraussetzung, um an der Weiterbildung teilnehmen zu können. Die Richtlinien wurden, soweit landesrechtliche Regelungen der Weiterbildung für psychiatrische Pflege bestehen, übernommen (vgl. Rau 1993, S. 2 - 7). Desweiteren befinden sich TeilnehmerInnen in der berufsbegleitenden Weiterbildung in einem Lernprozess, bei dem das berufliche Handeln ständig hinterfragt und reflektiert wird (vgl. § 1 Abs. 2 WeiVpsy 1995). Auch gehört häufig eine besondere, zusätzliche Motivation dazu, neben dem Beruf, nicht selten werden

Urlaubstage und Überstundenfrei für den theoretischen Unterricht aufgebraucht, an der Weiterbildung teilzunehmen.

Nicht selten ist auch eine zusätzliche finanzielle Belastung für viele TeilnehmerInnen, soweit sie die Kosten nicht vom Arbeitgeber erstattet bekommen, zu tragen. Ein weiterer, nicht unwesentlicher Aspekt ist auch darin zu sehen, dass Fachkrankenschwestern und – pfleger für Psychiatrie häufig in leitender Position im mittleren Management zu finden sind und damit auch großen Einfluss auf die Gestaltung der Pflege haben (vgl. Rau 1993, S. 2 – 7).

Somit repräsentiert die gewählte Stichprobe, auf Grund ihrer Besonderheit, zwar nicht die psychiatrisch Pflegenden als Berufsgruppe, nur ca. 20 –25% verfügen über eine entsprechende Weiterbildung (tel. Auskunft, BWP, Lutz Felgner, 18.12.00), dennoch dürfte sie Rückschlüsse auf die psychiatrische Pflege ermöglichen.

3.1 Auswahl und Begründung der Fragen

Der entwickelte Fragebogen (s. Anhang) basiert auf den bisherigen Ausführungen und der gesichteten Literatur.

Die erste Seite des Fragebogens erfasst persönliche Daten. Die Frage 1.1 nach dem Geschlecht soll offen legen, ob es bezüglich der Berufseinstellung, dem Erleben der Kontrasterfahrungen, der Entscheidung und der dazugehörenden Argumentation geschlechtsspezifische Unterschiede gibt.

Die Frage 1.2 nach dem Alter erfasst die Altersgruppen bis einschließlich 30 Jahre, über 30 bis einschließlich 40 Jahre, über 40 bis einschließlich 50 Jahre und über 50 Jahre. Die ursprüngliche Einteilung schloss mit der Gruppe der über 40 jährigen. In beiden Pre - Tests, durchgeführt in einem gerontopsychiatrischen Fachseminar mit 16 TeilnehmerInnen und in einer zweitägigen psychiatrischen Fortbildungsveranstaltung mit 17 TeilnehmerInnen, war aber die Gruppe der über 50 jährigen mit ca. 25% (9 TeilnehmerInnen) vertreten, so dass eine eigene Gruppe sinnvoll erschien.

Die Frage nach dem Alter soll zeigen, ob es bezüglich der Berufseinstellung, dem Erleben der Kontrasterfahrungen, der Entscheidung und der dazugehörenden Argumentation Unterschiede gibt, die sich auf die Lebenserfahrung zurückführen lassen. Gleiches gilt für die Fragen nach der Dauer der Berufstätigkeit nach der

Ausbildung (Frage 1.3) und der Dauer der psychiatrischen Tätigkeit (Frage 1.4). Hier soll untersucht werden, ob es Unterschiede wie oben beschrieben gibt, die sich durch die Dauer der beruflichen bzw. der psychiatrischen Tätigkeit erklären lassen. Diese Differenzierung erscheint notwendig, da im Rahmen der Auflösung psychiatrischer Großkrankenhäuser und der parallelen Einrichtung psychiatrischer Abteilungen an allgemeinen Krankenhäusern, viele Pflegekräfte aus der somatischen Pflege in die psychiatrische Pflege wechselten (Meyer 1997, Werner 1998). Somit ist zu erwarten, dass viele Pflegekräfte, die jetzt psychiatrisch tätig sind, ihre primäre berufliche Sozialisation (Heinz 1993) in der allgemeinen Pflege erfahren haben.

Daraus resultieren auch die gewählten Zeitintervalle. Im Saarland und in Rheinland Pfalz kann dieser Prozess seit etwas mehr als fünf Jahren als abgeschlossen betrachtet werden. MitarbeiterInnen, die seit mehr als fünf Jahren psychiatrisch tätig sind, haben diese Umstrukturierung in den genannten Ländern selber erfahren. In den meisten anderen Bundesländern, insbesondere in Hessen, Baden-Württemberg und Nordrhein-Westfalen liegt diese Umstrukturierung in der Regel schon länger zurück und hatte bereits deutlich früher begonnen (Werner 1998).

Weitere Begründungen für die Wahl der Zeitintervalle ergeben sich aus den unter 2 genannten Entwicklungen in der Psychiatrie, die hauptsächlich die letzten fünfzehn Jahre umfassen. Im Gegenzug ist zu erwarten, dass MitarbeiterInnen, die länger als fünfzehn Jahre in der Psychiatrie tätig sind, auch noch Erfahrungen in psychiatrischen Großkrankenhäusern gemacht haben könnten.

Die Frage 1.5 nach der beruflichen Ausbildung wurde gestellt, weil zwei beteiligte Weiterbildungsinstitute auch TeilnehmerInnen in die Weiterbildung aufnehmen, die keine grundständige pflegerische Berufsausbildung haben. Da ich mich in dieser Arbeit aber ausschließlich mit der Berufsgruppe der Pflegenden beschäftige, sollten Angehörige andere Berufsgruppen bei der Auswertung nicht berücksichtigt werden.

Zu erwarten war, dass ein gewisser Anteil der Befragten (Frage 1.6) schon in anderen pflegerischen Bereichen tätig war und dort eventuell bereits an beruflichen Weiterbildungen teilgenommen hatte.

In den Pre – Tests verfügten z. B. fünf TeilnehmerInnen über Weiterbildungen als Intensivfachschwester (2), OP-Fachschwester (1), Endoskopie – Fachschwester (1) und Onkologie – Fachschwester (1). Zu erwarten ist auch, dass einige bereits als

Leitung tätig sind und über entsprechende Zusatzqualifikationen verfügen. In der Auswertung soll überprüft werden, ob zusätzliche Qualifikationen bei der Beantwortung der Fragen eine Rolle spielen.

Die Frage 1.7 nach der Funktion erscheint notwendig, da es in der Pflege nicht ungewöhnlich ist, dass Pflegende als Stationsleitung oder in vergleichbarer Funktion tätig sind, ohne über die formale Qualifikation zu verfügen. Aus Weiterbildungslehrgängen zur Stations-/Wohnbereichsleitung, aber auch Heim- und Pflegedienstleitung ist bekannt, dass eine große Anzahl, häufig die Mehrheit der TeilnehmerInnen, oftmals über viele Jahre als Leitung tätig sind, bevor sie formale Qualifikation hierfür erwerben (vgl. auch Wanner 1993, Bals 1994).

Das Erfassen des Tätigkeitsbereiches (Frage 1.8) der Befragten ist darin begründet, dass psychiatrisch Fachpflegende in unterschiedlichen Bereichen, z.B. in stationären, ambulanten, gerontopsychiatrischen Arbeitsfeldern tätig sind und dadurch auch ein sehr unterschiedliches Arbeitsumfeld haben. Im Ergebnis soll überprüft werden, ob das Arbeitsumfeld für die Beantwortung der Fragen von Bedeutung ist.

Die Frage 1.9 nach der tariflichen Arbeitszeit war ursprünglich nicht vorgesehen, doch zeigte sich in den Pre – Tests, dass eine große Minderheit (10 Personen) in Teilzeit arbeiteten. Sollte dies auch auf die befragte Gruppe zutreffen, wäre zu hinterfragen, ob es einen Zusammenhang zwischen der tariflichen Arbeitszeit und der Beantwortung der Fragen gibt.

Die Fragen auf Seite zwei und drei orientieren sich an den, unter Gliederungspunkten 2.1 bis 2.5 aufgeführten, Aspekten der Professionalisierung, des Berufsverständnisses, des Umgangs mit psychosekranken Menschen und den sich daraus ableitenden moralischen Werten. Die Auswertung dieser Fragen soll zeigen, inwieweit sich psychiatrisch Pflegende selbst mit dem ideellen beruflichen Selbstverständnis identifizieren. Es wird davon ausgegangen, dass eine hohe Identifikation mit der beruflichen Idealvorstellung die persönliche Entscheidung und Argumentation beeinflusst.

Die Fragen 2.1 bis 2.8 beinhalten die Aspekte, die sich nicht explizit aus dem unter den Gliederungspunkten 2.1 bis 2.5 ergeben. So ist die Frage 2.2, dass Pflegende auf therapeutische Entscheidungen großen Einfluss haben, zum einen durch das Teamverständnis erklärt, zum Zweiten sind es die Pflegenden, die den meisten

Kontakt zum Klienten haben und ihn am besten kennen. Andere Berufsgruppen im Team müssen sich bei ihren Entscheidungen sehr häufig auf das verlassen, was sie von den Pflegenden an mündlichen und schriftlichen Informationen bekommen. Alleine schon dadurch hat die Berufsgruppe der Pflegende, eine oft unterschätze, Gestaltungs- und Steuerungsfunktion im therapeutischen Geschehen. Dieser Verantwortung muss sich die Pflege bewusst sein.

Wünsche und Bedürfnisse zu respektieren (Frage 2.4) ergeben sich als elementarer Bestandteil einer Patientenorientierung und ist, nicht nur, in der psychiatrischen Pflege von besonderer Bedeutung und Tragweite. Weil, wie auch unter Gliederungspunkt 2.3 bereits beschrieben, dies nur unter einer Differenzierung von wahnhaften und gesunden Anteilen und häufig nur interpretierend möglich ist.

Ohne die Bereitschaft, die Problematik des Klienten verstehen zu wollen (Frage 2.5), ist psychiatrisches Arbeiten nur als verrichtungs- oder symptomorientiertes Handeln (vgl. Wittneben 1991) zu beschreiben. Nur auf dieser Basis ist es möglich, mit dem Klienten gemeinsame Strategien (Frage 2.6) für die Bewältigung des realen Alltags zu entwickeln. Voraussetzung dafür ist die Bereitschaft, eine Beziehung einzugehen, was nur auf partnerschaftlicher Ebene gelingen kann (Frage 2.7).

Die Frage 2.8 subsumiert die vorangegangenen. Im therapeutischen Geschehen hat der Klient, vor allem bei akut - psychotischer Symptomatik, häufig die schwächste Position. In solchen Situationen ist er darauf angewiesen und muss darauf vertrauen können, dass diejenigen, die die Entscheidungen treffen oder in anderer Weise am therapeutischen Geschehen beteiligt sind, sich an dem orientieren, was für ihn gut und richtig ist. Dies lässt sich nicht standardisieren, sondern ist immer situativ und individuell abzuwägen. Pflegende haben die häufigsten Kontakte (vgl. Dörner 1996, S.165- 175) zum Klienten und sollten ihn daher auch am besten einschätzen und verstehen können.

Aus diesem Verständnis heraus ergibt sich die (advokative) berufliche Verantwortung, Anforderungen, die an den Klienten gestellt werden, stellvertretend zu überprüfen, ob sie in der individuellen Situation gut und richtig, für ihn jetzt und in Zukunft nützlich sind. Dies gilt nicht nur für die, die sich aus dem direkten therapeutischen Geschehen, z.B. als Anordnungen professionell Beteiligter, wie in den beiden Fallbeispielen dargestellt, ergeben. Viel häufiger sind es andere, wie z.B. Angehörige, die aus berechtigter Sorge oder auch aus Schuldgefühlen heraus (vgl. Dörner 1997), dazu tendieren, den Klienten zu über- oder unterfordern. Auch ist es nicht selten notwendig, den Klienten vor Ausbeutung und Ausnutzung durch andere Klienten zu schützen.

3.2 Auswahl und Begründung der Fallbeispiele und der dazu gehörenden Fragen.

Die beiden gewählten Fallbeispiele stammen aus der eigenen psychiatrischen Praxis und wurden gewählt, weil in ihnen ein moralisches Problem, im Sinne einer Kontraserfahrung zwischen dem ideellen beruflichen Selbstverständnis und der Anordnung einer ärztlichen „Autorität", entsteht. Für die TeilnehmerInnen an der Befragung wurde damit eine „hypothetische Situation" (Friedrichs 1990, S. 200) geschaffen, die für die psychiatrisch - pflegerische Praxis bedeutsam ist. Es wurde bewusst darauf verzichtet, solche Fallbeispiele auszuwählen, denen ein moralisches Dilemma, also ein „in der Situation selber unlösbarer Konflikt von meist kontroversen Pflichten, Werten und Normen" (van der Arend 1996, S.194) zu Grunde liegt. Dass die Sichtweise und das Erleben von den TeilnehmerInnen an der Befragung möglicherweise eine andere ist, kann aber nicht ausgeschlossen werden.

Die Fragen zu den Fallbeispielen sind in beiden Fällen gleich. Frage 3.1 (4.1) war in den Pre – Tests nur zweigeteilt (vergleichbare Situationen erlebt/nicht erlebt). Es zeigte sich aber, dass einige TeilnehmerInnen vergleichbare Situationen zwar nicht selber erlebt, aber durch andere darüber gehört hatten. Bei dieser Frage wurde davon ausgegangen, dass Erfahrungen mit vergleichbaren Situationen die Art der Entscheidung und die dazugehörende Argumentation beeinflussen.

Frage 3.2 (4.2) dient dazu, einen Überblick über das Ausmaß der Problematik in der psychiatrischen Praxis zu geben. Frage 3.3 (4.3) ist Parameter für die Intensität des Erlebens der Kontrasterfahrung. Als mildeste Form des Erlebens wird „zwiespältig ... aber verständlich", als stärkste Ausprägung „schlecht ... ist falsch" vorgegeben. Damit soll überprüft werden, in wieweit die Qualität der Kontrasterfahrung auf die eigene Entscheidung, Frage 3.4 (4.4) und die dazu gehörende Argumentation Einfluss hat. Unter 3.5 (4.5) soll die getroffene Entscheidung schriftlich begründet werden. Frage 3.6 (4.6) dient dazu, die psychiatrische Praxis zu reflektieren und die eigene Entscheidung mit dem dort prognostizierten Verhalten zu vergleichen.

Fallbeispiel 1

Michaela, 17 Jahre alt, ist seit sechs Tagen in akuter psychiatrischer Behandlung. Sie wurde eingewiesen, nachdem sie in einem Feinschmeckergeschäft zuerst einmal alles Essbare ausprobierte und lautstark kommentierte. Nach der Aufforderung das Geschäft zu verlassen, beschimpfte sie den Inhaber und die KäuferInnen und bewarf sie mit Kaviar und Krabben Die herbeigerufenen Polizisten beschimpfte, kratzte und biss sie. Auf Station beschimpfte sie zuerst einmal alle ausgiebig, wurde aber nicht tätlich und war auch bereit ein paar Tage zu bleiben, „um Schwung in den Laden zu bringen". Medikamente wollte sie aber auf keinen Fall nehmen. Die ersten beiden Tage war sie sehr anstrengend, sie kam kaum zur Ruhe, hatte ständig neue Ideen, die dann auch sofort umgesetzt wurden (umräumen, Betten abziehen u.v.m.) ohne dass eine Aktivität zu Ende gebracht wurde. Sprache und Denken waren sprunghaft, die Konzentrationsfähigkeit betrug maximal 10 sec. Nach drei Tagen wurde sie etwas ruhiger, blieb aber sehr umtriebig. Die verbalen Beschimpfungen gegenüber dem Team ließen deutlich nach. Opfer der Verbalattacken waren nun hauptsächlich der Oberarzt und der Chefarzt, die „Weißkittel" (alle anderen trugen Zivilkleidung). Ab dem vierten Tag konnten ihre beiden Bezugspersonen, denen sie auf Schritt und Tritt folgte, kurze Gespräche mit ihr führen. Auch gelang es Michaela abzulenken und zu beschäftigen, indem sie überall hin mitgenommen wurde. So erfuhren wir auch, dass der Aufnahme ein Streit mit ihrem Vater, bei dem sie lebt, vor dessen Geschäftsreise nach Kanada, vorausging. Was genau geschehen war, war allerdings nicht in Erfahrung zu bringen. Im Team wurde beschlossen, Michaela langsam wieder an die Realität heranzuführen, ihr kleine Aufgaben zu übertragen und täglich drei feste Termine, die sie einhalten sollte, auszumachen. Dabei sollte von Seiten des Teams kein Druck auf sie ausgeübt werden. Dies wurde mit ihr besprochen und sie wählte ihre Aufgaben selber aus, wobei sie überzeugt werden musste, sich nicht zuviel zuzumuten. In den nächsten beiden Tagen ging das auch recht gut.
Schwierigkeiten gab es nur noch beim Erscheinen des Oberarztes (das „Walroß", er hatte, wie alle anderen auch, vom ersten Tag an seinen Spitznamen weg) und ganz besonders beim Chefarzt (Dreiviertel Gott, „er hat auf seinem Kopf schon Platz gemacht für den Heiligenschein"). Vor allem letzterer wurde von ihr wüst beschimpft und auf Schritt und Tritt verfolgt. Gleiches geschah bei der Chefarztvisite heute Morgen, worauf der Chefarzt eine Fixierung für eine Stunde „damit Du einmal zur Ruhe kommst" anordnete.

In diesem Fallbeispiel ergibt sich eine Kontrasterfahrung zwischen dem geplanten und bisher erfolgreichen Handeln des Stationsteams und der chefärztlichen Anordnung. Die Bezugsperson, die die Anordnung bekommt, gerät in einen Loyalitätskonflikt zwischen Chefarztentscheidung und Teamentscheidung sowie der eigenen beruflichen Rolle. Auf den ersten Blick scheint es sich dabei vor allem um eine Frage der Autonomie Michaelas zu handeln, was aber hier nur zweitrangig ist.

Michaelas Verhalten kann als „manische Angstabwehr" (vgl. Dörner/Plog 1996, S. 179 – 189) bezeichnet werden. Ihre Abwehr richtete sich zuerst gegen alle Erwachsenen, inzwischen konzentriert sie sich auf solche, die in ihren Augen mächtig sind, hier der Chef- und der Oberarzt, die zudem durch Statussymbole (weiße Kittel) auffallen.

In der Psychiatrie sind die dort Tätigen „Ersatzspieler" (Dörner/Plog 1996) der Gesellschaft für den Klienten und seine Trainingspartner für das Erlernen und Erleben der realen Welt. Um ein guter Trainingspartner zu sein, muss die Leistungsfähigkeit des anderen berücksichtigt werden, da er sonst überfordert oder unterfordert wird. Beides kann für den Klienten schädlich sein und möglichst vermieden werden.

Für Michaela gilt, wie für alle Menschen mit manischer Symptomatik angenommen werden kann, dass ihr Verhalten vor allem durch Angst, Unsicherheit, Gehemmtheit, Gebundenheit, Kränkung und Verletzung zu erklären ist. Sie findet noch keinen angemessenen, gesellschaftlich akzeptierten Weg, ihrer Wut, vor allem gegenüber sich selber, Luft zu verschaffen (vgl. Dörner/Plog 1996, S.186).

Dem therapeutischen Team ist es gelungen, die Ersatzspielerrolle zu übernehmen und zu Trainingspartnern zu werden. Dass das Training erste Erfolge zeigte, bestätigte sich in ihrem Verhalten gegenüber den MitarbeiterInnen. Partnerschaft basiert immer auf Fairness, Vertrauen, Verlässlichkeit und Ehrlichkeit. Die Durchführung der angeordneten Fixierung hätte einen Vertrauensbruch dargestellt. Die ethischen Prinzipien des Guten und Richtigen, der Gerechtigkeit und Fairness, der Wahrheit und Ehrlichkeit und letztendlich auch der individuellen Freiheit wären verletzt worden, wobei letzteres für Michaela wohl das geringere Problem gewesen wäre. Sie hätte fixiert eine Stunde im Bett gelegen, mit einer Sitzwache daneben, und wäre darin bestätigt worden, dass Menschen, die Macht haben, diese gegenüber Schwächeren auch missbrauchen. Eine vertrauensvolle Zusammenarbeit mit ihr wäre danach aber kaum noch möglich gewesen.

Eine Verweigerung der Anordnung ließe sich hier unter anderem auch aus juristischen, pädagogischen und psychologischen Argumenten sowie aus dem Berufsverständnis der psychiatrischen Pflege ableiten. Hierbei darf aber nicht unberücksichtigt bleiben, dass eine Ablehnung der ärztlichen Anordnung durchaus auch mit einem gewissen Risiko, je nach Persönlichkeit des Arztes, verbunden sein könnte. Selbst wenn arbeitsrechtlich keine Konsequenzen zu befürchten sind, gibt es für einen leitenden Arzt andere Möglichkeiten (z.B. durch die Auswahl der Patientenaufnahmen) ein Stationsteam unter Druck zu setzen.

Allerdings wäre es auch zu einfach, dem Chefarzt in diesem Fallbeispiel nur Willkür oder die Demonstration von Macht zu unterstellen. Möglicherweise gibt es aus seiner Sicht berechtigte Gründe für die Anordnung, die folgendermaßen aussehen könnten:

„Als Chefarzt ist es meine Pflicht und es steht in meinem Vertrag, dass jeder Patient einmal in der Woche das Recht hat, mich zu sprechen. Für die Patienten ist es auch wichtig, mit mir ihre Probleme zu erläutern. Die Störungen durch Michaelas Verhalten beschneiden das Recht der anderen Patienten auf ein ungestörtes Gespräch. Gegenüber diesen wäre es deshalb unfair und ungerecht, diese Störungen weiter zu dulden. Durch Michaelas Verhalten wird zudem meine eigene Handlungsfreiheit und das Recht auf Selbstbestimmung der anderen Patienten, hier das Bedürfnis mit mir ungestört zu sprechen, eingeschränkt. Alternativ dazu könnte ich natürlich auch die Visite unterbrechen und jemanden bitten, mit Michaela spazieren zu gehen. Dann könnte ich meine Pflicht erfüllen und die anderen Patienten kämen zu ihrem Recht. Dies würde möglicherweise aber meinem Ansehen als Chefarzt, vielleicht sogar dem Ruf der Klinik schaden. Andere könnten denken, dass ich vor einem siebzehn jährigen Mädchen kapituliert hätte und mir mein Handeln von ihr diktieren ließe. Wenn so etwas Schule macht und mein Handeln als Schwäche gedeutet würde, wäre meine Handlungsfähigkeit als Arzt und Therapeut in Frage gestellt. Möglicherweise würde dadurch der Respekt vor meiner Person und meiner Funktion Schaden nehmen. Die Folgen für mich, für die Klinik, für das ärztliche Handeln könnte ich nicht verantworten. Eine Fixierung für eine Stunde ist zwar unangenehm, aber in Abwägung meiner Pflicht, dem Ruf der Klinik und den Rechten der anderen Patienten ist es vertretbar. Hinzu kommt, dass durch die Fixierung eine time – out – Situation geschaffen wird, die therapeutisch wirksam sein kann.“

Bei der Würdigung beider Argumentationen unter den Aspekten einer Ethik der Verantwortung kann eine Fixierung unter den o.g. Gründen nicht durchgeführt werden. Das „Gute und Richtige“, die „Gerechtigkeit und Fairness“, die „Wahrheit und Ehrlichkeit“ und die „individuellen Freiheit“ wären missachtet worden.

Fallbeispiel 2

Frau Müller, 41 Jahre alt, Universitätsabschluss, leitende Angestellte im Kulturbereich, Diagnose Zyklothymie, ist uns seit acht Jahren bekannt. Seit dieser Zeit ist sie, in der Regel im Zeitraum Juni/Juli, für drei bis fünf Wochen aufgrund einer manischen Psychose in stationärer Behandlung. Auch die Aufnahmeumstände sind, mit Ausnahme der ersten Aufnahme, ähnlich. Z.B. entkleidete sie sich in der Fußgängerzone, führte einen Striptanz im Bahnhof auf oder ersuchte mit freiem Oberkörper, den Verkehr auf einer großen Einfallstraße regeln. Beim ersten Mal kam sie freiwillig in die Klinik, bestand aber darauf, keine Psychopharmaka zu nehmen. Nach knapp vier Wochen, ohne medikamentöse Behandlung, konnte sie entlassen werden. Im Entlassungsgespräch wurde ihr, auf ihr dringendes Bitten, zugesichert, dass bei einer eventuellen Wiederaufnahme nur dann gegen ihren Willen Medikamente verabreicht würden, wenn sie in einem lebensbedrohenden Zustand sei. Dies wurde auch dokumentiert. Die nächsten sechs Aufnahmen wurden von anderen, viermal von der Polizei, zweimal von Freunden veranlasst. Aufgrund unserer Erfahrungen vom ersten Aufenthalt und der gemachten Zusage, gegen ihren Willen nicht medikamentös zu intervenieren, wurde bisher auf eine medikamentöse Behandlung verzichtet. In den ersten fünf bis acht Tage zeigte sie eine „Lehrbuchsymptomatik", was für das therapeutische Team, aber auch die anderen Patienten, sehr aufreibend und anstrengend war. Danach klangen die manischen Symptome relativ schnell ab. Frau Müller begann sich zu beschäftigen, nahm an Angeboten teil und war für Gespräche zugänglich. Sie selbst bezeichnete ihre manischen Phasen als „mein ganz persönlicher Urlaub vom Alltag". Für sie gehört die Psychose zu ihrem Leben, sie ist wahrscheinlich auch wichtig für sie und das wurde vom therapeutischen Team bisher akzeptiert.
Bei der jetzigen Aufnahme, der bisherige Oberarzt ist in Urlaub, ordnet der vertretende Oberarzt eine hochdosierte Neuroleptika - Behandlung, notfalls auch per Zwangsmedikation, an. Er habe zu entscheiden und diese Entscheidung auch zu vertreten. Der „Teufelskreis" der jährlichen Aufnahme müsse endlich durchbrochen werden und außerdem halte er den Zustand von Frau Müller für lebensbedrohlich, zumindest könne er es werden.

Die Frage, die hier im Vordergrund steht, richtet sich nach dem Wert des Lebens, der von den Beteiligten unterschiedlich definiert wird.

Für Frau Müller ist ihr Leben, trotz oder gerade auch wegen ihrer manischen Erkrankung, lebenswert. Sie kann mit der Manie leben und betrachtet sie als zugehörigen Teil ihrer Persönlichkeit. Sie ist sich auch bewusst, dass es in einer manischen Phase zu lebensbedrohlichen Situationen kommen kann und hat dementsprechend durch ihre mündliche Absprache mit dem behandelnden Team Vorsorge getroffen. Sie kommt in die Klinik, weil sie sich darauf verlässt, dass hier in ihrem Sinne, wenn sie selber dazu nicht mehr in der Lage ist, das für sie Gute und Richtige getan wird. Sie vertraut auf die Fairness und Ehrlichkeit des Teams und darauf, dass ihre autonome Entscheidung, ihr Weg mit der Erkrankung umzugehen, respektiert wird.

Der Oberarzt definiert den Wert des Lebens möglicherweise anders. Vielleicht steht für eine Symptomfreiheit, auch gegen den ausdrücklichen Willen der Betroffenen, als

Kriterium im Vordergrund. Krankheitssymptome sind zu bekämpfen, zu unterdrücken und zu beseitigen. Daraus ergibt sich für ihn die Pflicht zu handeln, zumal eine akute Manie immer auch lebensbedrohlich werden kann. Für ihn wäre es aus ärztlicher Sicht nicht gut und nicht richtig, den Willen von Frau Müller zu respektieren. Er hält es vielleicht auch für unfair und ungerecht, den „Teufelskreis" nicht zu durchbrechen. Da er zudem die Situation für potentiell lebensbedrohlich einschätzt, ließe sich für ihn auch eine Zwangsbehandlung aus den Aspekten Wahrheit/Ehrlichkeit und individueller Selbstbestimmung rechtfertigen.

Diese Argumentation ist in der Psychiatrie (und nicht nur dort) nicht selten, was auch die Erfahrungen aus Psychoseseminaren bestätigen. Nicht zuletzt dadurch kann die Aussage „in der Psychiatrie nicht auf Menschen, sondern auf Institutionen zu treffen" (Teilnehmerin eines Psychoseseminars, März 1999) zementiert werden. Von einer Ethik der Verantwortung (s. 2.4.1) ausgehend, ließe sich die Anordnung des Oberarztes nicht rechtfertigen. Sie widerspricht den dort beschriebenen fünf ethischen Grundprinzipien und müsste abgelehnt werden. Sie müsste aber auch, alleine schon aus dem psychiatrisch – pflegerischen Berufsverständnis begründet, abgelehnt werden (s. a. Fallbeispiel 1).

Inwieweit sich angehende psychiatrische Fachpflegekräfte mit dem ideellen Berufsbild identifizieren und wie sie sich in den Fallbeispielen warum entschieden haben, soll im Folgenden betrachtet werden.

Exkurs

In beiden Beispielen ist die rechtliche Position eindeutig.

Fallbeispiel 1:

„a) Diese Fixierung wäre eine Fixierung zur Disziplinierung und daher ungerechtfertigt.

Der Tatbestand der Freiheitsberaubung (§ 239 StGB) ist hierbei erfüllt; einer der drei Rechtfertigungsgründe ist nicht ersichtlich: es liegt keine mutmaßliche Einwilligung vor, keine Notwehr (§32 StGB) bzw. Notstand (§ 34 StGB), d. h. keine Eigen – oder Fremdgefährdung und auch kein richterlicher Beschluss. Ein Schuldausschließungs- bzw. Entschuldigungsgrund ist ebenfalls nicht gegeben.

b) eine Weigerung, die Anordnung auszuführen, wäre arbeitsrechtlich in Ordnung, da niemand an seiner eigenen Strafverfolgung mitwirken muss. Wenn der Handelnde erkennt, dass er bei Ausführung einer Anweisung/Anordnung einen Straftatbestand verwirklicht, braucht er die Handlung nicht auszuführen. Sogar eine bloße Abmahnung oder ein entsprechender Eintrag in die Personalakte wäre arbeitsrechtlich nicht haltbar.

Fallbeispiel 2

„a) Es liegt noch keine konkrete Gefahr vor, die eine Zwangsmedikation rechtfertigen würde, sondern es handelt sich um eine rein prophylaktische Vergabe („kön-ne...lebensbedrohlich werden“)

Auch hier sind die Tatbestände der Freiheitsberaubung (§ 239 StGB) und auch der Körperverletzung (§223 StGB) durch das Verabreichen der Medikamente erfüllt.

b) eine Weigerung zur Ausführung der Anordnung bzw. Anweisung wäre arbeitsrechtlich ebenfalls in Ordnung und genauso zu beurteilen wie in Fall 1b.

4 Ergebnisse

Insgesamt wurden 150 Fragebögen ausgeteilt. Damit wurden ca. 20 % (19,61%) aller, psychiatrischen Weiterbildungsstätten in Deutschland angesprochen. Leider war es nicht möglich, die genaue Anzahl der sich zum Zeitpunkt Dezember 2000/Januar 2001 in der psychiatrisch - pflegerischen Weiterbildung in Deutschland befindenden Pflegekräfte zu erfassen. Es kann aber davon ausgegangen werden, dass ungefähr ein Fünftel von ihnen erreicht wurden, da die durchschnittliche Kursgröße bei 15 – 18 TeilnehmerInnen liegt.

Der Rücklauf betrug 129 Fragebögen (86 %), von denen 115 (76,7 %) ausgewertet werden konnten. Acht Fragebögen waren nicht vollständig, bzw. widersprüchlich ausgefüllt, sieben weitere Teilnehmerinnen der Befragung hatten keine pflegerische Ausbildung (5 x Erzieherinnen, 2 x Sonstige, ohne genaue Angaben) und wurden bei der Auswertung nicht berücksichtigt.

Die Befragten befanden sich im Zeitraum der Erhebung in unterschiedlichen Phasen der Weiterbildung. Drei Gruppen der TeilnehmerInnen waren im letzten Semester und somit kurz vor dem Abschluss, zwei Gruppen waren im ersten Semester der Weiterbildung, die anderen im zweiten oder dritten Semester.

Aus einer Weiterbildungsstätte kamen von 19 Fragebögen nur fünf zurück, allerdings befanden sich die TeilnehmerInnen mitten in der Prüfungsphase und hatten, so die Leitung: „den Kopf für nichts frei". Der insgesamt ungewöhnlich hohe Rücklauf wird auf das beschriebene Vorgehen, die persönlichen Kontakte und dem Interesse der Befragten zurückgeführt.

Der Umfang der auswertbaren Fragebögen dürfte für die Gruppe der TeilnehmerInnen in der psychiatrischen Weiterbildung repräsentativen Charakter haben. Auch kann davon ausgegangen werden, dass darüber hinaus Aussagen, bezüglich der zu untersuchenden Fragen, für die psychiatrisch - pflegerischen Fachkräfte gemacht werden können.

4.1 Ergebnisse und Interpretation der persönlichen Daten

Tabelle 1 gibt einen Überblick über die persönlichen Daten, wie Alter, Berufsdauer und Dauer der psychiatrischen Tätigkeit, der befragten Gruppe der WeiterbildungsteilnehmerInnen.

Tabelle 2 gibt Auskunft über die berufliche Ausbildung, eine evt. zusätzliche Fachausbildung als Stationsleitung, eine Tätigkeit in Leitungsfunktion, den Arbeitsort und die tarifliche Arbeitszeit.

Die Altersgruppe der 40 bis 50 jährigen und der über 50 jährigen wurde zusammengefasst. Letztgenannte war, im Gegensatz zu den Pre - Tests, nur mit vier Personen, drei Frauen und einem Mann, vertreten.

Die Prozentangaben beziehen sich in der Spalte „Gesamt" auf alle Befragte, in den folgenden Spalten jeweils auf den Anteil der Männer bzw. Frauen.

	Gesamt	Alter 20-30 Jahre	Alter 31-40 Jahre	Alter > 40 Jahre	Berufsdauer bis 5 Jahre	Berufsdauer 6-15 Jahre	Berufsdauer > 15 Jahre	Psych. bis 5 Jahre	Psych. 6-15 Jahre	Psych. > 15 Jahre
Männer	42 / 36,5%	9 / 21,4%	24 / 57,1 %	9 / 21,4 %	13 / 31 %	22 / 52,4 %	7 / 16,6 %	17 / 40,5%	22 / 52,4 %	3 / 7,1 %
Frauen	73 / 63,5%	17 / 23,3%	30 / 41,1%	26 / 35,6%	15 / 20,5 %	39 / 53,4 %	19 / 26 %	28 / 38,4 %	39 / 53,4%	6 / 8,2%
Σ	115 / 100%	26 / 22,6 %	53 / 46,1 %	36 / 31,3 %	28 / 24,3 %	61 / 53 %	26 / 22,6 %	45 / 39,1 %	61 / 53 %	9 / 7,8 %

Tabelle 1: Geschlecht, Alter, Berufsdauer, Dauer der psychiatrischen Tätigkeit

	Gesamt	Krank.-pflege	Alten-pflege	Fach-ausbild.	Funkt.	Akut-psych.	Amb. Psych.	Geront psych.	Voll-zeit	Teil-zeit
Männer	42 / 36,5%	38 / 90,5 %	4 / 9,5 %	5 / 11,9 %	12 / 28,5 %	35 / 83,3 %	3 / 7,1 %	4 / 9,5%	39 / 92,9%	3 / 7,1 %
Frauen	73 / 63,5%	63 / 86,3 %	10 / 13,6 %	3 / 4,1 %	14 / 19,1 %	67 / 91,8 %	2 / 2,7 %	4 / 5,4 %	58 / 79,5 %	15 / 20,5 %
Σ	115 / 100%	101 / 87,8 %	14 / 12,2%	8 / 7 %	26 / 22,6 %	102 / 88,7 %	5 / 4,3 %	8 / 7 %	97 / 84,3 %	18 / 15,7 %

Tabelle 2: Ausbildung, Fachausbildung, Funktion, Arbeitsort, tarifliche Arbeitszeit

Bei der Auswertung der persönlichen Daten fällt der relativ hohe Männeranteil auf. Dieser liegt deutlich über dem in der Pflege üblichen. Noch deutlicher wird dies bei einer zusätzlichen Qualifikation zu Stationsleitung, hier ist der Männeranteil prozentual fast dreimal so hoch wie bei den Frauen. Auch in Leitungsfunktionen sind die

Männer, was ihren Anteil in der Pflege und auch in den Weiterbildungen betrifft, deutlich überrepräsentiert. Pflegespezifisch dürfte auch die Tatsache sein, dass von 26 TeilnehmerInnen, die eine Leitungsfunktion innehaben, nur acht über eine entsprechende formale Qualifikation verfügen. Ähnliches, wenn auch nicht so ausgeprägt, beschreibt Wanner (1993) bei Unterrichtenden in der Pflege.

Eine weitere Auffälligkeit ist, dass die überwiegende Mehrzahl der WeiterbildungsteilnehmerInnen, 70 insgesamt, schon länger als fünf Jahre psychiatrisch tätig sind, bevor sie dabei sind eine diesbezügliche Qualifikation erwerben. 26 davon arbeiten schon länger als fünfzehn Jahre in der Psychiatrie.

Dadurch kann der Eindruck entstehen, dass die Fachweiterbildung von den Verantwortlichen eher als Instrument der Personalentwicklung, denn als Instrument der Qualitätsentwicklung gesehen wird. Das Lernen in der Praxis scheint Vorrang vor theoriegeleitetem Lernen zu haben. Hier stellt sich die Frage, wie sinnvoll ist es, Menschen zuerst fünf, zehn oder fünfzehn Jahre in der psychiatrischen Pflege arbeiten zu lassen, um ihnen erst dann die notwendigen theoretischen Kenntnisse zu vermitteln. Angenommen werden könnte, dass der Stellenwert der Weiterbildung von den Verantwortlichen nur gering geachtet wird.

Dass die Mehrheit der Teilnehmerinnen in der stationären psychiatrischen Versorgung tätig ist, war zu erwarten. Die sehr geringe Anzahl, die aus ambulanten Arbeitsfeldern kommt, überrascht hingegen. Gerade die ambulante psychiatrische Versorgung ist in den letzten Jahren sehr stark ausgeweitet worden (Werner, 1998) und es wurde erwartet, dass dies sich auch in der Anzahl der WeiterbildungsteilnehmerInnen zeigt. Warum dies nicht so ist, könnte daran liegen, dass die Pflege in der ambulanten Versorgung unterrepräsentiert ist (Prognos 1991). Möglich wäre aber auch, dass in der ambulanten psychiatrischen Versorgung bevorzugt Pflegende beschäftigt werden, die bereits über eine entsprechende Zusatzqualifikation verfügen.

Auch der Anteil der TeilnehmerInnen, die aus gerontopsychiatrischen Bereichen kommen ist sehr klein. Das deutet darauf hin, dass auf die demographische Entwicklung, die einen immer größer werdenden Personenkreis mit gerontopsychiatrischen Problemen erwarten lässt (Erster Altenbericht 1996), noch nicht reagiert wird. Diese Vermutung wird auch durch die wenigen AltenpflegerInnen gestützt, was bestätigt, dass psychiatrische Fachkräfte in der Altenhilfe eine Ausnahmeerscheinung sind. Die bereits heute unbefriedigende pflegerische Versorgung psychisch kranker, alter

Menschen (Gerontopsychiatrische Klinik Sonnenberg, 2000) wird sich zukünftig noch verschärfen. Zu erwarten ist, dass sich dadurch auch die Belastung der Pflegenden, die ohne entsprechende Kenntnisse alte **und** psychisch kranke Menschen zu versorgen haben, erhöhen wird.

4.2 Ergebnisse und Interpretation der Fragen zum Berufsverständnis

Die Auswertungen der Fragen 2.1 bis 2.8 werden einzeln als Tabellen (Tabellen 9 – 16) im Anhang 2 dargestellt. Wegen der besseren Übersichtlichkeit werden die Ergebnisse im Gesamten dargestellt. Tabelle 3 gibt einen Überblick über die Auswertung der Fragen zum Berufsverständnis. Bei der Darstellung und der Auswertung bleiben der Tätigkeitsbereich, die berufliche Grundausbildung, die tarifliche Arbeitszeit und Zusatzqualifikationen unberücksichtigt. Die Anzahl der TeilnehmerInnen, die nicht in Vollzeit und nicht in der Akutpsychiatrie arbeiten und die nicht in der Krankenpflege ausgebildet sind, ist zu gering, als dass verwertbare Aussagen gemacht werden könnten. Die Prozentangaben in der ersten Zeile entsprechen der überwiegenden Zustimmung („trifft voll zu" plus „trifft in der Regel zu") aller Befragten. Die Angaben in den einzelnen Gruppen entsprechen den prozentualen Abweichungen nach oben (+) oder nach unten (-) zu den Angaben aller. Berücksichtigt werden nur Abweichungen einer Größenordnung von 5% und mehr.

Fragen 2.1 – 2.8:   Berufsverständnis

Fragen		2.1	2.2	2.3	2.4	2.5	2.6	2.7	2.8
Gesamt	115/ 100%	104/ 90,4%	59/ 51,3%	107/ 93%	103/ 89,6%	107/ 93%	106/ 92,2%	99/ 86,1%	85/ 73,9%
Männer	42				+5,6%		-6,5%	+9,1%	
bis 30	9		-17,7%	+7%	+10,4%	+7%			-18,4%
31 – 40	24	-7%	-13,7%		+6,2%	-5,5%	-9,9%		
über 40	9	+9,6%	+37,6%			+7%		+13,9%	
bis 5 Jahre Beruf	13	-5,7%	-28,3%		+10,4%		-21,6	+6,5%	-20%
6 – 15 Jahre Beruf	22				+5,9%		-5,8%	+9,4%	
üb. 15 Jahre Beruf	7	+9,6%	+20,3%	-8,3%	-5%	-7,3%	+7,8%	+13,9%	
bis 5 Jahre Psych.	17		-22%			-5,4%	-11,6%	+8,1%	-15,1%
6 – 15 Jahre Psych	22							+9,4%	
üb. 15 Jahre Psych	3	+9,6%	+48,7%	-26,4%	+10,4%	+7%	+7,8%	+13,9%	+26,1%
Frauen	73							-5,3%	
bis 30	17				-7,3%		+7,8%		
31 – 40	30						+7,8%	-9,4%	+6,1%
über 40	26	+5,8%	+5,4%		-8,9%				
bis 5 Jahre Beruf	15				-16,3%			-6,1%	+12,8%
6 – 15 Jahre Beruf	39								
üb. 15 Jahre Beruf	19	+9,6%		-8,8%			+7,8%	-7,1%	-5,5%
bis 5 Jahre Psych.	28				-14,6%				+8,2%
6 – 15 Jahre Psych	39		+10,2%					-9,1%	-5%
üb. 15 Jahre Psych	6	+9,6%		+7%	+10,4%	+7%	+7,8%	+13,9%	+26,1%

Tabelle 3: abweichende Antworten

Frage 2.1:   Psychiatrische Pflege ist Teamarbeit

Die Antwortmöglichkeit bei Frage 2.1 „trifft nicht zu" wurde von keiner TeilnehmerIn der Befragung gewählt. Die absolute Mehrheit der Befragten pflichtet der Aussage „trifft voll zu" oder „trifft in der Regel zu" bei. Werden diese beiden Aussagen als „überwiegende Zustimmung" zusammengefasst, gab es diese von 88,1% der Männer und von 93,2% der befragten Frauen. Diese überwiegende Zustimmung ist auch weitgehend unabhängig von Geschlecht, Alter oder Berufsdauer bzw. Dauer der psychiatrischen Tätigkeit. Eine leichte Abweichung nach unten zeigt sich bei den Frauen im Alter von 31 bis 40 Jahren und einer Berufstätigkeit zwischen sechs und fünfzehn Jahren

Frage 2.2:   Auf therapeutische Entscheidungen hat das pflegerische Team großen Einfluss

Nur 9,5% aller Männer, aber 17,8% aller Frauen wählen bei der Frage nach dem Einfluss auf therapeutische Entscheidungen die Antwortoption „trifft voll zu". Werden auch hier die Antwortmöglichkeiten „trifft voll zu" und „trifft in der Regel zu" als überwiegende Zustimmung zusammengefasst, verändert sich das Ergebnis deutlich. Auf therapeutische Entscheidungen überwiegend Einfluss zu haben, glauben dann 47,6 % der Männer und 54,8% der Frauen. Allerdings ist auch der prozentuale Anteil der Männer, die glauben, eher keinen Einfluss zu haben, mit 7,1% fünfmal so hoch als bei den Frauen. In etwa gleichstark vertreten sind Frauen und Männer, die sich für die Option „unterschiedlich" entschieden.

Wie schon bei der Frage nach der Teamarbeit, steigt die überwiegende Zustimmung der Männer mit zunehmendem Alter und Berufs- bzw. Psychiatrieerfahrung deutlich. In der Altersgruppe bis 30 Jahre stimmen nur 33,6 %, in der von 31 bis 40 Jahren 37,6 % und bei den über 40 Jährigen 76,4 % überwiegend zu. Bei den befragten Frauen scheint zunehmendes Alter eine geringere Rolle zu spielen, Die überwiegende Zustimmung liegt in den Altersgruppen bis zu 40 Jahren bei ca. 47 % und steigt dann auf 53,8 %. Im Gegensatz zu den befragten Männern sinkt sie in der Gruppe derjenigen, mit einer Berufserfahrung von mehr als 15 Jahren, sogar deutlich auf 47,4 %. Bei der Dauer der psychiatrischen Tätigkeit fällt auf, dass die Zustimmung bei den Frauen, die zwischen sechs und fünfzehn Jahren tätig sind, steigt und in der Gruppe derer, die schon länger als fünfzehn Jahre psychiatrisch arbeiten, wieder zurückgeht.

Als mögliche Erklärung könnte hier, die „Doppelorientierung" (Heinz, S.71) von berufstätigen Frauen aufgeführt werden, die neben dem Beruf auch noch Familie und Haushalt zu regeln haben.

Frage 2.3: Patientenorientierung hat in der psychiatrischen Arbeit eine große Bedeutung

Dass Patientenorientierung in der psychiatrischen Pflege eine große Bedeutung hat, bekommt von einer großen Mehrheit allen Befragten überwiegende Zustimmung. Auffällig ist aber, dass diese Zustimmung bei Männern mit zunehmendem Alter, Berufs- und Psychiatrieerfahrung zurückgeht, während sie bei den Frauen relativ konstant bleibt. Ausnahmen sind bei ihnen in der Altersgruppe bis 30 Jahren, der Gruppe derjenigen, die seit mehr als fünfzehn Jahren im Beruf sind und bei denen, die zwischen sechs und fünfzehn Jahren in der Psychiatrie arbeiten erkennbar. Eine Deutung könnte darin zu sehen sein, dass die Identifikation mit dem Team höher bewertet wird als die mit den Patienten.

Frage 2.4: Patientenorientierung bedeutet für mich: Die Wünsche und Bedürfnisse des Patienten zu respektieren und in seinem Sinne zu handeln

Auch bei der Frage 2.4 gibt es eine deutliche Mehrheit, die überwiegend zustimmt. Insgesamt sehen Frauen „das Respektieren von Wünschen und Bedürfnissen (...)" häufiger unterschiedlich als Männer. Bei den Männern geht die überwiegende Zustimmung in der Altersgruppe über 40 Jahre und in der Gruppe mit einer Berufserfahrung über 15 Jahren zurück. Bei den Frauen sind es die bis 30 jährigen und die, die älter als 40 Jahre sind sowie die Gruppen mit einer Berufs-, bzw. Psychiatrieerfahrung von bis zu fünf Jahren, die deutlich häufiger „unterschiedlich" angeben.

Frage 2.5: Patientenorientierung bedeutet für mich: Seine/Ihre Problematik verstehen zu lernen und gemeinsame Lösungen zu finden

Bei der Frage 2.5 „Seine/Ihre Problematik verstehen zu lernen und gemeinsame Lösungen zu finden" sind bei den befragten Frauen, was die überwiegende Zustimmung betrifft, keine Differenzen erkennbar. Bei den befragten Männern ist es die Altersgruppe von 31 bis 40 Jahren, die Gruppe derer, mit mehr als 15 Jahren Berufserfahrung und diejenigen, die weniger als sechs Jahre in der Psychiatrie arbeiten, die häufiger die Antwort „unterschiedlich" wählen.

Frage 2.6: Patientenorientierung bedeutet für mich: Mit ihm/ihr gemeinsame Strategien zu entwickeln um im Alltag zurecht zu kommen

„Patientenorientierung bedeutet für mich: Mit ihm/ihr gemeinsame Strategien zu entwickeln um im Alltag zurecht zu kommen", dem wird von den befragten Frauen deutlich häufiger überwiegend zugestimmt, als von den Männern. 95,9% der Frauen, aber nur 85,7% der Männer wählen hier die Antwortmöglichkeiten „trifft voll zu" oder „trifft in der Regel zu". Die überwiegende Zustimmung sinkt bei den Männern, die bis zu fünf Jahren im Beruf oder in der Psychiatrie arbeiten noch einmal deutlich ab.

Frage 2.7: Ich betrachte mich als PartnerIn des Patienten im therapeutischen Prozess

Der Aussage: „Ich betrachte mich als PartnerIn des Patienten im therapeutischen Prozess" wird von den befragten Männern in allen Gruppen deutlich häufiger überwiegend zugestimmt als von den Frauen. Insbesondere in der Altersgruppe von 31 bis 40 Jahren und bei einer Psychiatrietätigkeit von 6 bis 15 Jahren wird diese Differenz sehr deutlich. Auch hier ließe sich die „Doppelorientierung" der Frauen an Familie und Beruf, gerade in dieser Altersgruppe, als mögliche Erklärung heranziehen

Frage 2.8: Meine Aufgabe im therapeutischen Geschehen ist es auch, die PatientInnen vor unangemessenen Anforderungen durch andere am therapeutischen Prozess Beteiligte zu schützen.

„Aufgabe der Pflege ist es auch, die PatientInnen vor unangemessenen Anforderungen durch andere am therapeutischen Prozess Beteiligte zu schützen", bekommt von einer Mehrheit aller Befragten überwiegende Zustimmung. Allerdings sehen fast ein Drittel aller Männer dies unterschiedlich. Vor allem in der Altersgruppe bis 30 Jahre und bei einer Berufs- bzw. Psychiatriedauer von bis zu fünf Jahren sinkt die überwiegende Zustimmung auf unter 60%. Knapp ein Viertel der befragten Frauen antworten mit „unterschiedlich" oder „trifft eher nicht zu". Vor allem bei den über 40 jährigen, in der Gruppe derer mit mehr als 15 Jahren Berufserfahrung und bei den Frauen, die zwischen 6 und 15 Jahren psychiatrisch tätig sind, geht die überwiegende Zustimmung deutlich zurück. Da gerade diese Aussage wesentlich für das berufliche Selbstverständnis ist, müssten auch die vorhergehenden möglicherweise relativiert werden.

4.3 Zusammenfassung berufliches Selbstverständnis

1. Ausgehend von der ersten Forschungsfrage, zeigen die Ergebnisse, dass die ideellen Vorstellungen eines beruflichen Selbstverständnisses der psychiatrischen Pflege, insgesamt eine hohe Zustimmung bekommen.

Abweichungen werden zum Ersten bei der Aussage: „Einfluss auf therapeutische Entscheidungen" deutlich. Nur etwas mehr als der Hälfte der Befragten äußern hier überwiegende Zustimmung. Dass der Einfluss auf therapeutische Entscheidungen so niedrig ist, wie von den Befragten angegeben wird, steht im Widerspruch zur gesichteten Literatur. Das soll aber nicht bedeuten, dass er in der Praxis möglicherweise als niedrig erlebt, angenommen oder wahrgenommen wird. Möglicherweise bedeutet das Zugeständnis, einen hoher Einfluss auf therapeutische Entscheidungen zu haben, auch eine größere Verantwortung, von der sich durch eine relativ niedrige Zustimmung freigesprochen werden soll. Auffallend erscheint hier die sehr hohe Zustimmung (100%) der Männer mit mehr als 15 Jahren Berufserfahrung, wobei zu berücksichtigen ist, dass dies nur drei sind und daher das Ergebnis kaum Rückschlüsse zulässt. Dennoch könnte es von Interesse sein, eine größere und damit aussagekräftigere Gruppe von Männern mit mehr als 15 Jahren Psychiatrieerfahrung zu befragen.

Zum Zweiten treten Abweichungen bei der Aussage: „Meine Aufgabe im therapeutischen Geschehen ist es auch, die PatientInnen vor unangemessenen Anforderungen durch andere am therapeutischen Prozess Beteiligte zu schützen" auf. Hier sinkt die überwiegende Zustimmung aller auf 74%. Dies ist ein Widerspruch zur sehr hohen Zustimmung zu den Aussagen 2.3 bis 2.7.

Eindeutig favorisiert, mit einer überwiegenden Zustimmung von über 90% der Befragten, werden die Aussagen „Psychiatrische Pflege ist Teamarbeit", „Patientenorientierung hat in der psychiatrischen Arbeit eine große Bedeutung", „Seine/Ihre Problematik verstehen zu lernen und gemeinsame Lösungen zu finden" und „Mit ihm/ihr gemeinsame Strategien zu entwickeln um im Alltag zurechtzukommen".

2. Bei den Aussagen zum beruflichen Selbstverständnis sind Unterschiede, die durch Geschlecht, Alter, Berufsdauer und Dauer der psychiatrischen Tätigkeit erklärbar sein könnten, zu erkennen.

Die Gruppe der TeilnehmerInnen mit mehr als 15 Jahren Psychiatrieerfahrung zeigt bei allen Fragen Abweichungen vom Gesamtergebnis. Allerdings ist diese Gruppe mit insgesamt neun Personen sehr klein, so dass diesen Abweichungen nicht unbedingt eine große Aussagekraft zukomme muss. Dennoch wäre es interessant, gerade diese Gruppe in größerem Umfang zu befragen.

Auch wenn diese Gruppe unberücksichtigt bleibt, sind bei den einzelnen Fragen im Antwortverhalten der TeilnehmerInnen Unterschiede erkennbar.

Geschlechtsspezifische Unterschiede sind bei Fragen 2.4 bis 2.8 erkennbar. Bei den Fragen 2.1 bis 2.3 scheinen Alter und Berufserfahrung eine größere Rolle zu spielen.

Ob und inwieweit diese Unterschiede in der (hier hypothetischen) Praxis auftreten, werden die Ergebnisse der Auswertung zu den Fallbeispielen zeigen.

5   Ergebnisse geschlossene Fragen zu den Fallbeispielen

Bei dem ersten Fallbeispiel geben 73 TeilnehmerInnen an, vergleichbare Situationen schon erlebt zu haben. 18 sind vergleichbare Situationen nicht bekannt, 24 haben von ähnlichen Situationen schon gehört, sie aber selber noch nicht erlebt. 69 TeilnehmerInnen glauben das vergleichbare Situationen öfter, 45 dass sie selten, nur eine, dass sie nicht vorkommen. Eine findet die Anordnung der Fixierung in Ordnung und richtig, acht TeilnehmerInnen erleben sie als zwiespältig, aber verständlich. 44 halten die Anordnung für nicht so gut, sie gefällt ihnen nicht und 62 haben dabei ein schlechtes Gefühl und halten sie für falsch. Drei führen die Anordnung ohne Bedenken aus, vier geben an, keine andere Wahl zu haben als sie auszuführen, 71 versuchen den Arzt umzustimmen, führen aber, wenn dies nicht gelingt diese aus. 37 geben an die Anordnung auf keinen Fall auszuführen. 72 glauben, dass die Anordnung in der Praxis ausgeführt wird, zwölf dass sie nicht ausgeführt wird und 31 wissen nicht ob sie ausgeführt würde.

Damit wird deutlich, dass das Fallbeispiel hohe Praxisrelevanz hat und, dass die angenommene Kontrasterfahrung von 114 TeilnehmerInnen erlebt wird. Die Mehrheit würde versuchen den Arzt umzustimmen, wenn das nicht möglich wäre, die Anordnung ausführen. Auf die dabei verwendete Argumentation wird später eingegangen.

Deutliche geschlechtsspezifische Unterschiede treten bei diesen Fragen nur in zwei Antwortkategorien auf. Zum einen bei der Antwortmöglichkeit „Ich würde die Anordnung auf keinen Fall ausführen", sie wird von 17 Männern (40,5%) und von 20 Frauen (27,4%) gewählt. Zum Zweiten bei der Frage, was in der Praxis geschehen würde. Hier entscheiden sich nur fünf Männer (11,9%) aber 26 Frauen (18,7%) für die Antwort „Ich weiss es nicht".

Bei einer Berufsdauer von mehr als 15 Jahren steigt die Zahl derer, die die Anordnung nicht ausführen würden bei Männern und Frauen deutlich.

Im zweiten Fallbeispiel haben 45 TeilnehmerInnen vergleichbare Situationen bereits selber erlebt, 48 haben eine solche Erfahrung noch nicht selber gemacht und 22 kennen ähnliche Situationen durch andere. Was hier, wie schon beim ersten Fallbeispiel, auffällt ist, dass in einigen Weiterbildungsstätten kaum TeilnehmerInnen vergleichbare Situationen erlebt haben, in anderen aber sehr viele. 59 sind der Meinung, dass solche Situationen häufig, 55 dass sie selten vorkommen. Eine Teilnehmerin glaubt nicht, dass vergleichbare Situationen in der Praxis auftreten. Eine Teilnehmerin findet, dass die Anordnung in Ordnung und richtig ist. 19 haben ein zwiespältiges Gefühl, äußern aber Verständnis für die Anordnung. 48 finden sie nicht so gut, sie gefällt ihnen nicht. 47 haben ein schlechtes Gefühl und finden, dass sie falsch ist. Acht führen die Anordnung ohne Bedenken aus, sechs sind der Meinung, dass sie keine andere Wahl haben und 75 versuchen den Arzt umzustimmen. Wenn das nicht gelingt, führen sie die Anordnung aus. 26 geben an, die Anordnung auf keinen Fall auszuführen. 74 gehen davon aus, dass die Anordnung in der Praxis ausgeführt würde, 11 glauben dass sie nicht ausgeführt würde und 30 geben an, es nicht einschätzen zu können.

Geschlechtsspezifische Unterschiede sind hier, im Gegensatz zum ersten Fallbeispiel, nur bei der bei der Antwortmöglichkeit „Ich würde die Anordnung auf keinen Fall ausführen" erkennbar. Bei den befragten Männern würden 26,2%, bei den Frauen nur 20,5 % die Anordnung nicht ausführen. Bei den Frauen mit einer Berufserfahrung von mehr als 15 Jahren und einer Psychiatrieerfahrung von 6 bis 15 Jahren steigt die Ablehnung auf rund 26% an.

Eine Übersicht der Auswertung zu beiden Fallbeispielen ist in den Tabellen 17 und 18 (Anlage 2.1) dargestellt.

5.1 Auswertung der offenen Fragen zu den Fallbeispielen

Bei den aufgeführten Aussagen werden die geschlossenen Fragen ebenfalls in Satzform wiedergegeben und so diese und die offene Frage als ganze Aussage dargestellt. Alle Aussagen zu beiden Fallbeispielen wurden transskripiert und sind als gesonderte Anlage beigefügt. Dadurch sollen weitere Forschungen mit den gewonnenen Daten ermöglicht werden. Die Aussagen wurden, soweit dies möglich war, wortwörtlich übernommen. Einige Aussagen, die nur in Stichworten aufgeführt sind, werden als zusammenhängende Sätze dargestellt.

Drei TeilnehmerInnen hatten Schwierigkeiten, sich in der deutschen Sprache schriftlich auszudrücken, hier wurden die Aussagen in die, im Deutschen übliche, Ausdrucksform gebracht. Bestimmte Kürzel und wortersetzende Zeichen, z.B. = (gleich) ∅ (nicht, keine) wurden in Worte gefasst. Auch wurden Rechtschreibfehler korrigiert. Der Sinn der Aussagen und die Inhalte der Aussagen wurden dabei nicht verändert.

Bei der inhaltsanalytischen Auswertung der Aussagen der TeilnehmerInnen wird sich an Diekmann (1999) orientiert.

Aufgrund der deutlich erlebten Kontrasterfahrung der Mehrheit der befragten TeilnehmerInnen wird von der Hypothese ausgegangen, dass:

1. die Mehrheit der TeilnehmerInnen gegen die Anordnung argumentiert und

2. die Argumente aus dem ideellen beruflichen Selbstverständnis (in Abschnitt 2.2 beschrieben) abgeleitet werden.

Dieses ideelle berufliche Selbstverständnis wurde in Abschnitt 2.4.1 den fünf Prinzipien einer Ethik der Verantwortung, als Basis für moralisches Handeln in der psychiatrischen Pflege, gleichgesetzt.

Im ersten Fallbeispiel werden vor allem die Prinzipien des „Guten und Richtigen", der „Gerechtigkeit und Fairness", der „Wahrheit und Ehrlichkeit" und der „persönlichen Freiheit" verletzt. Im zweiten Fallbeispiel kommt das Prinzip vom „Wert des Lebens" hinzu (s. Abschnitt 3.2).

Aus diesen Gründen werden die Prinzipien einer Ethik der Verantwortung als Variablen vorgegeben.

Bei der Auswertung wird sich an der „Diagnostische Analyse" (Diekmannn 1999, S.486) orientiert.

Die Grundgesamtheit sind die TeilnehmerInnen der psychiatrischen Weiterbildung in Deutschland, die Stichprobe umfasst im ersten und im zweiten Fallbeispiel jeweils 107 Aussagen. In beiden Fallbeispielen wurde achtmal nicht auf die offene Frage geantwortet. Im zweiten Fallbeispiel wurde die Durchführung der ärztlichen Anordnung einmal abgelehnt, ohne dass eine schriftliche Begründung erfolgte.

Die Analyseeinheiten sind die inhaltlichen Aussagen zu den Fragen 3.5 bzw. 4.5. Die Kategorien werden von den Ausprägungen der genannten Variablen gebildet.

Einige Aussagen könnten sowohl anderen Kategorien als auch anderen Variablen zugeordnet werden. Nach der ersten Klassifikation wurden ein Lehrer für Pflege und

Fachpfleger für Psychiatrie und eine Sozialarbeiterin gebeten die vorgenommene Zuordnung zu überprüfen. Dieses Prozedere wurde dreimal wiederholt, bevor über die vorliegende Variablen und Kategorien Einigkeit herrschte. Zu jeder Kategorie werden vier Beispiele aufgeführt, die die Spannweite der Aussagen verdeutlichen sollen.

Im Folgenden werden zuerst die Kategorien der fünf Variablen beschrieben und durch Beispiele verdeutlicht. Wenn mehr als ein Aspekt aufgeführt wird, ist die Reihenfolge ausschlaggebend für die Zuordnung der einzelnen Aussagen. Es sei denn, dass ein Aspekt, z.B. durch Unterstreichen, besonders betont wurde. In den Klammern ist angegeben, welche Aussagen jeweils zitiert werden. (4/2) bedeutet Aussage 4 im 2. Fallbeispiel. Danach werden die Anzahl aller Aussagen in beiden Fallbeispielen, den jeweiligen Variablen und Kategorien zugeordnet und tabellarisch dargestellt.

Variable 1:   Das Prinzip vom Wert des Lebens

Eine Fixierung oder Zwangsmedikation widerspricht diesem Prinzip nur dann nicht, wenn das eigene Leben oder das anderer gefährdet ist oder dies zwingend absehbar ist. Aus den Aussagen der Befragten lassen sich zwei widersprüchliche Kategorien bilden:

Kategorie 1.1:   <u>Bestehende oder potentielle Selbst- und/oder Fremdgefährdung</u>

> „Ich bin der Meinung, dass die Entscheidung richtig ist, die Patientin gefährdet sich und andere Leute" (75/2)

> „Pat. ist eigengefährdet" (76/2)

> „Pat. könnte in ihrem psychotischen Erleben zu Eigengefährdung neigen, ich möchte die Verantwortung nicht übernehmen." (61/2)

> „Eine Fixierung ist manchmal notwendig als Schutz, wenn die Patientin gar nicht zur Ruhe kommt..." (40/1)

Kategorie 1.2:   <u>Keine bestehende Selbst- und/oder Fremdgefährdung</u>

> „Sie ist weder fremd noch eigengefährdet und es wirkt wie eine Bestrafung. Ich wäre aber genötigt die Fixierung beizubehalten und zu überwachen." (9/1)

> „Warum sollte dieses Mal gegen den Willen der Pat. Medikamente verabreicht werden? Für mich besteht keine Indikation, da keine Lebensgefahr ersichtlich ist." (4/2)

„Weder Fremd – noch Selbstgefährdung, die eine Fixierung rechtfertigen würden. Vor allen Dingen könnte das Team alternative Maßnahmen, z.B. Medikamente einsetzen." (46/1)

„Ich sehe hier keine Lebensgefahr, deshalb würde ich das Versprechen des Teams an die Patientin nicht brechen. Gehe von mir aus, ich möchte auch nicht, dass man so mit mir umgeht." (11/2)

Variable 2:   Das Prinzip des Guten und Richtigen

Bereits in der Auswertung der geschlossenen Fragen wurde deutlich, dass in beiden Fallbeispielen, die Mehrheit der Befragten, die Anordnungen als „nicht gut" oder „schlecht" erlebten. Einige TeilnehmerInnen, auch von denen die dies so erleben, geben aber auch Gründe dafür an, dass die Anordnungen für die Patientinnen gut und richtig sind oder sein könnten.

Kategorie 2.1:   <u>Die Anordnungen sind (können)   für die Patientinnen hilfreich und gut (sein)</u>

„Ich halte eine Fixierung für die allerletzte Möglichkeit und bei dieser Pat. für sinnvoll, da sie Grenzen überschreitet, die in meinen Augen nicht mehr tolerierbar sind. Pat. hatte eine erhebliche „Bühne" und benötigt dringend eine deutlich spürbare Grenze. Beschimpfungen und Beleidigungen gelten für mich als schlechtes Benehmen und ist mit Krankheit nur bedingt zu entschuldigen." (41/1)

„Die Pat. bagatellisiert ihre „Zustände" und ist sich nicht klar, was sie damit in ihrer Umgebung anrichtet. Die Pat. verliert aus meiner Sicht ihre weibliche Intimsphäre und Würde und dies sollte Bestandteil in der Behandlung sein. D.h. es ist unsere Aufgabe, die Pat. vor weiteren Ausbrüchen zu schützen, sie muss sich mit ihrer Verantwortung auseinandersetzen." (66/2)

„Die Argumente des Arztes sind für mich nachvollziehbar und Frau Müller hat bisher noch keine Medikamente erhalten, sie kann gar nicht wissen, dass es ihr evt. besser gehen würde, wenn sie Medikamente bekommt und nicht jährlich solche peinlichen und belastenden Situationen ausgesetzt ist." (69/2)

„Frau Müller hat bisher keinerlei Erfahrung mit Medikamenten, vielleicht wäre sie Medikamenten weniger abgeneigt wenn sie mit ihnen seltener in die Klinik müsste. Eine hochdosierte Verabreichung wäre meiner Meinung nach weniger angebracht. Durch eine niedrig dosierte Darreichung, z.B. atypischer Neuroleptika, könnte sie noch ein wenig „Urlaub vom Alltag" machen, die Spitzen wären aber genommen. (73/2)

Kategorie 2.2:   <u>Die Anordnungen sind (können) für die Patientinnen schädlich und schlecht (sein)</u>

„Dadurch würden die bisherigen therapeutischen Erfolge ignoriert und abgewertet.

Ich glaube, die Anordnung würde in der Praxis ausgeführt." (25/1)

„Der Pat. ist auf dem Weg der Besserung. Fixierung bedeutet Gewalt, schnelles Handeln, Druck und keine Lösung. Das ist ein Problem zwischen dem Patienten und dem Chefarzt." (60/1)

„Wenn das Behandlungskonzept wie hier erfolgreich ist, dann ist eine Fixierung bei dieser Sachlage nicht gerechtfertigt." (64/1)

„Fr. Müller ist offensichtlich in der Lage, mit ihrer Krankheit umzugehen, hat keinen Leidensdruck. Zwangsbehandlung wäre also falsch. Diese Anordnung müsste unbedingt diskutiert werden und kann so nicht ausgeführt werden." (21/2)

„Die Pat. ist bekannt, sie kennt sich selbst und „ihre Erkrankung" gut, wie auch das therapeutische Team. In unserem Klinikalltag werden wir immer mit regelmäßig wieder kommenden Pat. konfrontiert sein. Wenn Symptome nach so kurzer Zeit ohne Medikamente behandelbar sind, sollte dies auch weiterhin so geschehen. Medikamente bedeuten auch Nebenwirkungen, welche für Frau Müllers Alltagsleben sehr beeinträchtigend sein könnten. Probleme scheint hier vor allem der OA zu haben. Ich bin für eine gewaltfreie psychiatrische Behandlung."(9/2)

Variable 3:   Das Prinzip der Gerechtigkeit und Fairness

In Abschnitt 2.4.2 wurde deutlich gemacht, dass diesem Prinzip in der psychiatrischen Arbeit, gerade dann, wenn psychisch kranke Menschen ihre Situation nicht ausreichend einzuschätzen können, eine besondere Bedeutung zukommt. Willkür, Bestrafung und Machtmissbrauch stehen diesem Prinzip entgegen. Vor allem im ersten Fallbeispiel wurde dies von einigen TeilnehmerInnen so formuliert. Wie in Abschnitt 3.2 dargestellt wurde, kommt in beiden Fallbeispielen auch noch der juristische Aspekt im Sinne von „Recht" zum tragen. Ein dritter Ansatz ist in der Gerechtigkeit oder Fairness gegenüber anderen, hier das Verhalten einzelner gegenüber Mitpatienten, formuliert worden.

Bei dieser Variable ergeben sich somit drei Kategorien.

Kategorie 3.1:   <u>Willkür, Bestrafung, Machtmissbrauch</u>

„Die Patientin muss nicht bestraft werden. Wenn das meine Tochter wäre, würde ich einen Rechtsanwalt einschalten." (56/1)

„Fixierung dient hier als Bestrafung, weitere Gründe liegen nicht vor." (57/1)

„Auch in dieser Situation hilft nur klarer Widerstand bzw. Unterlassung. Wenn zwei Oberärzte gegeneinander konkurrieren, darf eine Patientin, die ihre Psychose als Teil Ihres Lebens sieht und damit gut zurecht kommt, nicht unter dem Machtgerangel leiden. Denn sie selbst muss dies letztendlich alleine aushalten und dies kann doch kein Oberarzt verantworten. Wieso denn ich?" (5/2)

„Mich macht es wütend, die Entscheidung ist willkürlich und zeugt von mangelnder Wertschätzung. Trotz Emotion würde ich dringend versuchen, sachlich – fundierte Argumente aufzuzeigen und mit einem starken Team ist vieles möglich und gemeinsam könnte man eine solche Entscheidung verhindern. Aber alleine, mit welcher Konsequenz? Existenzsicherung contra Ethik?" (105/2)

Kategorie 3.2.   <u>Es gibt keine Rechtfertigung für die Durchführung der Anordnungen</u>

„Eine Fixierung bedarf einer rechtlichen Grundlage, die in diesem Fall nicht gegeben ist." (14/1)

„Es wäre Freiheitsberaubung nach § 237 STGB. Eine freiheitsentziehende Maßnahme muss eine Rechtsgrundlage haben. Fremdgefährdung ist hier nicht ersichtlich." (18/1)

„Rechtlich, menschlich, ethisch und professionell gibt es für die Anordnung keine Grundlage." (34/1)

„Die Anordnung ist juristisch nicht legitim, ethisch in höchstem Maße fraglich und auch fachlich hätte ich extreme Bedenken." (35/1)

Kategorie 3.3:   <u>Fairness gegenüber anderen Patienten</u>

„1. Sie könnte andere Patienten provozieren und es könnte zu tätlichen Auseinander-setzungen kommen. 2. Damit sie zur Ruhe kommt. 3 Es ist eine ärztliche Anordnung." (84/1)

„Die Patientin ist auf der Station bekannt und jeder weiss, dass die manische Phase bereits nach einigen Tagen ohne Medikamente abklingt. Von daher wäre ich dafür, diese Phase ohne Medikamente mit zu tragen. allerdings könnte ich die Medikation akzeptieren, wenn die Mitpatienten durch sie erheblich gestört werden und deren Gesundungsprozess dadurch beeinträchtigt würde. Schwierige Situation!" (74/2)

„Weil es zur allgemeinen Unruhe führt und dreißig andere Patienten darunter leiden." (65/2)

„Ich würde Fr. Müller den Sinn und Zweck erklären und ihr Medikamente anbieten, Zwangsmedikation (i.m, i.v.) ist Arztsache. wenn ein Vertrag besteht soll sich auch daran gehalten werden. Schutz der anderen Pat. ist jedoch wichtig". (78/2)

Variable 4:   Das Prinzip der Wahrheit und Ehrlichkeit

Dieses Prinzip ist die Basis von gegenseitigem Vertrauen, eine wesentliche Grundlage jeder förderlichen Beziehung und von Verträgen. Psychiatrische Arbeit wird u.a., wie in Abschnitt 2.2 dargestellt, über die positive Beziehungsgestaltung zum Klienten definiert. Aber auch Teamarbeit ist nur möglich, wenn Vertrauen, beruhend auf Wahrheit und Ehrlichkeit, besteht. Teamarbeit ist gekennzeichnet durch gemeinsame Entscheidungen, die auch gemeinsam getragen werden Diese drei Aspekte werden von den TeilnehmerInnen formuliert.

Kategorie 4.1: <u>Vertrauensbruch/Vertragsbruch und Störung der Beziehung</u>

„Wenn ich die Anordnung ausführen würde, zerstöre ich das Vertrauen, das mittlerweile aufgebaut wurde. Ich würde mich auf die Seite des Arztes stellen und das wäre ein Rückschritt für die bisherige Behandlung." (21/1)

„Bisherige Absprachen waren erfolgreich, Pat. kam damit gut zurecht. Anordnung könnte das Vertrauen der Pat. zum Pflegepersonal zerstören, die Arbeit der letzten Tage würde zunichte gemacht und für die Zukunft erschwert." (67/1)

„1. Es besteht eine Vereinbarung mit Fr. Müller und das Durchführen der Anordnung wäre ein Vertragsbruch.
2. Die Beziehungsgestaltung als Bezugspflegekraft wäre gestört.
3. Es wäre ein fahrlässige, strafrechtlich relevante Handlung." (13/2)

„Ich finde dass das Vertrauen der Pat. erheblich missbraucht wird und dadurch der Therapieerfolg gefährdet ist, das würde ich dem Arzt auch so sagen. Bei Uneinsichtigkeit seinerseits würde ich seine Einstellung respektieren und die Anordnung ausführen." (38/2)

Kategorie 4.2: <u>Störung der Teamarbeit</u>

„Weil die Anordnung falsch ist. Es ist eine einsame Entscheidung des Arztes ohne Rücksicht auf das Erleben von anderen Berufsgruppen." (5/1)

„Letztendlich widerstrebt diese Anordnung massiv gegen das Behandlungskonzept, aber der Chefarzt (Oberarzt, Verf.)sitzt wohl am längeren Hebel." (99/1)

„Zwangsmedikation und die Pflege muss den Kopf hinhalten; „Nein Danke". Denkt jemand an die Compliance beim Patienten?" (23/2)

„Es kommt oft vor, dass die Ärzte alleine entscheiden. Für mich sind solche Situationen schwer, weil ich nicht mit allem einverstanden bin, aber das sage ich auch dann. Aber die machen trotzdem, was sie für richtig halten ohne Rücksicht auf die Bedürfnisse anderer." (53/2)

Kategorie 4.3: <u>Forderung nach Teamentscheidungen</u>

„Die Anordnung ist falsch und unverantwortlich, ich würde versuchen den Arzt mit Hilfe des Teams umzustimmen." (31/1)

„Ich habe oft schon erlebt, dass auch ein Arzt sich von einem Team umstimmen lässt. Ein Team hat einfach mehr Kontakt und Beobachtungsmöglichkeiten zum Patienten." 42/1

„Unverantwortlich! In unserem Team würde das ganze Team versuchen den Arzt umzustimmen. Wenn die Anordnung dennoch ausgeführt würde, würde ich mir ernsthaft Gedanken machen, meinen Beruf zu wechseln." (20/2)

„Versuchen mit Hilfe der Kollegen, die die Pat. lange kennen, umzustimmen. Alles andere wäre, in meinen Augen, gefährliche Körperverletzung, evt. auch zum Chefarzt gehen. Mein Arbeitsplatz ist mir jedoch auch wichtig. Sollten solche Entscheidungen öfter sein, würde ich mir überlegen, den Arbeitsplatz zu wechseln." (104/2)

Variable 5:   Das Prinzip der individuellen Freiheit und Selbstbestimmung

In der Achtung der persönlichen Freiheit des Klienten spiegelt sich die Praxis der psychiatrischen Arbeit. Individuelle Freiheit und Selbstbestimmung haben zwei wesentliche Ausprägungen:

1. Die Achtung vor der individuellen Freiheit des Klienten, dies wurde in den geschlossenen Fragen hauptsächlich als „Respekt vor den Wünschen und Bedürfnissen" und „Schutz vor unangemessenen Anforderungen" ausgedrückt und

2. Das Erleben der eigenen Freiheit, Entscheidungen zu beeinflussen und therapeutisch mitzubestimmen. Dies wurde in den geschlossenen Fragen mit „Einfluss auf therapeutische Entscheidungen" evaluiert und bekam von allen Fragen die niedrigste Zustimmung.

Auch in den offenen Fragen zu den Fallbeispielen wird dies deutlich. Viele Pflegende erleben eine gewisse Machtlosigkeit, um nicht von Ohnmacht zu sprechen, wenn es darum geht, offensichtlich schlechte oder gar falsche Entscheidungen von Ärzten zu korrigieren oder zu verhindern. In den Aussagen der TeilnehmerInnen zeigt sich aber auch, wenn auch in geringerem Umfang, eine dritte Ebene, die sich als „es gibt Alternativen zu den Anordnungen" beschreiben lässt. Dies dritte Variante wurde zwar durch die Fragestellung ausgeschlossen, dennoch wurde sie gewählt und soll deshalb nicht unberücksichtigt bleiben.

Kategorie 5.1: <u>Selbstbestimmungsrecht der Patientinnen</u>

> „1. Es ist ein schwerer Eingriff in das Selbstbestimmungsrecht der Pat.
> 2. Der Arzt soll die Medikamente selbst verabreichen. Ich würde versuchen ihn umzustimmen. Wenn das nicht gelingt soll er die Medikamente selbst richten und verteilen." (1/2)

> „Das Grundrecht der Selbstbestimmung ist verletzt. Es ist keine Rechtsgrundlage für eine Medikation gegen ihren Willen ersichtlich. Die Gabe der Medikamente entspricht einer Körperverletzung, einer Freiheitsberaubung und unter Umständen einer Vergiftung." (6/2)

> „Die Anordnung verletzt klar die Selbstbestimmung der Pat. und eine medikamentöse Behandlung war bei den vorherigen, gut verlaufenden Unterbringungen nicht notwendig. Der Pat. ist es zu ermöglichen, sich mit ihrer Psychose bewusst auseinanderzusetzen." (81/2)

> „Ich finde es sehr wichtig, den persönlichen Willen der Pat. zu respektieren. Der Weg den die Pat. gewählt hat imponiert mir. Leider muss ich auch hier dem Arzt als Vorgesetzten gehorchen." (47/2)

Kategorie 5.2: <u>Keine Mitbestimmungsmöglichkeiten der Pflegenden</u>

„Der Arzt steht dafür gerade. Ich würde die Zusammenarbeit nicht gefährden." (81/1)

„Um mir Ärger zu ersparen. Man ist schließlich oft der „Depp", der das machen muss, was ein Chefarzt will, vor allem, wenn man von seinen Vorgesetzten (PDL) nicht die geringste Rückendeckung hat." (82/1).

„Ich muss leider die Anordnung ausführen, aber ich werde auch dokumentieren, dass ich mit dieser Anordnung nicht einverstanden bin." (28/2)

„Arzt steht dafür gerade, würde die Zusammenarbeit nicht gefährden." (42/2)

Kategorie 5.3: <u>Es gibt Alternativen zu den Anordnungen</u>

„Als Bezugsperson würde ich, nach den wenigen Informationen, die Anordnung nicht ausführen und dies begründen, dass Michaela ablenkbar ist und was ich statt dessen mit ihr tun würde." (27/1)

„Statt einer Stunde zu fixieren, würde ich die Pat. eine Stunde außerhalb der Sichtweise des Arztes beschäftigen." (44/1)

„Ich verstehe ich hier als Anwalt der Patientin und stelle mich hinter sie. Sie kann nichts für ihre Krankheit und es gibt andere Möglichkeiten ihr kompetent zu helfen

„Mit Hinweis auf die Tragfähigkeit und unseren Erfahrungen mit dieser Pat. und ihrer Symptomatik. Verweis auf Krankenakte, evt. später fehlende Compliance, ich vertrete hier die Wünsche der Pat." (85/2)

Tabelle 4 gibt eine Übersicht über die Anzahl der Antworten in den einzelnen Variablen und Kategorien.

	Fallbeispiel 1		Gesamt	Fallbeispiel 2		Gesamt	FB 1 / FB 2	
			107			107	214	
	M.	F.		M.	F.		M.	F.
Variable 1			**18**			**12**		
Kategorie 1.1		1	1	4	4	8	5	9
Kategorie 1.2	6	11	17	1	3	4	7	14
Variable 2			**12**			**9**		
Kategorie 2.1	2	2	4	2	5	7	4	7
Kategorie 2.2	4	4	8	1	1	2	5	5
Variable 3			**29**			**6**		
Kategorie 3.1	9	13	22		2	2	9	15
Kategorie 3.2	4	2	6	2		1	6	2
Kategorie 3.3	1		1		3	3	1	3
Variable 4			**19**			**32**		
Kategorie 4.1	4	6	10	8	9	17	12	15
Kategorie 4.2	1	1	2	2	6	8	3	7
Kategorie 4.3	2	5	7	4	3	7	6	8
Variable 5			**29**			**48**		
Kategorie 5.1				6	7	13	6	7
Kategorie 5.2	5	12	17	5	20	26	10	32
Kategorie 5.3	3	9	12	4	5	9	7	18

Tabelle 4: Übersicht: Variablen und Kategorien zu der Frage 3.5 und 4.5

Aus Tabelle 5 wird ersichtlich, dass bei der Mehrheit der befragten Weiterbildungs-teilnehmerInnen in der Argumentation das „Prinzip der individuellen Freiheit und Selbstbestimmung" thematisiert wurde. Männer argumentieren prozentual häufiger als Frauen in den Kategorien 2.2 (Die Anordnung sind (können) für die Patientinnen schädlich und schlecht (sein)), 3.2 (Es gibt keine Rechtfertigung für die Durchführung der Anordnungen) und 5.1 (Selbstbestimmungsrecht der Patientinnen).

Im Folgenden werden zuerst die Variablen und Kategorien betrachtet, mit denen sich die TeilnehmerInnen gegen die Durchführung der ärztlichen Anordnungen in den Fallbeispielen aussprachen. Dies betraf insgesamt nur 63 von 230 möglichen Fällen. Im ersten Fallbeispiel sprachen sich 37, im zweiten 25 TeilnehmerInnen (einer gab keine Begründung an) gegen eine Durchführung der ärztlichen Anordnung aus.

Im Anschluss daran werden diese miteinander verglichen. Besonders berücksichtigt werden dann die Aussagen der TeilnehmerInnen, die sich in beiden Fallbeispielen gegen die Durchführung der ärztlichen Anordnungen ausgesprochen haben.

5.1.1 Argumente gegen die Durchführung der ärztlichen Anordnung in den Fallbeispielen

	Fallbeispiel 1		Fallbeispiel 2		
Gesamt	**37**		**25**		**62**
	Männer	**Frauen**	**Männer**	**Frauen**	
Variable 1					
Kategorie 1.2	3	3	1	2	9
Variable 2					
Kategorie 2.1	2				2
Kategorie 2.2	1	2	1	1	5
Variable 3					
Kategorie 3.1	4	6		1	11
Kategorie 3.2	3	1	2		6
Variable 4					
Kategorie 4.1	2	3	3	4	12
Kategorie 4.2	1			1	2
Kategorie 4.3	1	2		1	4
Variable 5					
Kategorie 5.1			3	2	5
Kategorie 5.3		3		3	6

Tabelle 5: Übersicht Variablen und Kategorien zu der Frage 3.5 und 4.5 bei Ablehnung der ärztlichen Anordnung

Bei den 37 TeilnehmerInnen, die sich in Fallbeispiel 1 gegen die Ausführung der ärztlichen Anordnung entschieden, wurde dies am häufigsten damit begründet, dass die Anordnung Willkür, Bestrafung und Machtmissbrauch sei (Variable 3, Kategorie

1). Die Argumentation: „Keine bestehende Selbst- und/oder Fremdgefährdung" (Variable 1, Kategorie 2) wird an zweiter Stelle genannt.

Die Anordnung wird dabei auch auf eine persönliche Kränkung des Chefarztes zurückgeführt, die therapeutisch keinen Sinn macht und eher schädlich ist. Einmal wird auch der Vorwurf gemacht, dass die Anordnung rücksichtslos (gegenüber den anderen Berufsgruppen!) ist.

Aus pflegerischer - professioneller Sicht ließen sich die vorgebrachten Argumente mit den Begriffen „Partnerschaft" und „Schutz vor unangemessenen Anforderungen" beschreiben. Aus verantwortungs-ethischer Perspektive steht hier das Prinzip der „Gerechtigkeit und Fairness" im Vordergrund. In Worte gefasst: „es ist nicht fair, Michaela zu fixieren, nur weil sie den Chefarzt ärgert."

Vergleichbare Argumentationen kommen im zweiten Fallbeispiel ebenfalls vor, stehen aber nicht im Vordergrund sondern werden zusätzlich aufgeführt. Sie werden dann aber mehr als Rücksichtslosigkeit gegenüber den Pflegenden oder als interdisziplinäre „Machtgerangel" dargestellt. Im Fallbeispiel 2 würde nur 26 mal die ärztliche Anordnung nicht ausgeführt. Unter diesen sind vierzehn TeilnehmerInnen, die bereits beim ersten Fallbeispiel die Anordnung nicht ausgeführt hätten.

Dies bedeutet aber auch, dass 23 der TeilnehmerInnen, die im ersten Fallbeispiel die Anordnung abgelehnt hätten, sie im zweiten Fallbeispiel ausführen würden. Hier wird am häufigsten damit argumentiert, dass die Anordnung einen Vertragsbruch (Variable 4, Kategorie 1) darstellt. Das „Prinzip der Wahrheit und Ehrlichkeit", aus ethischer Perspektive und der „Respekt vor den Wünschen und Bedürfnissen" des Patienten, aus pflegerischer Sicht, wird am häufigsten genannt.

Das Grundrecht auf Selbstbestimmung, identisch mit dem „Prinzip der individuellen Freiheit", wird an zweiter Stelle genannt (Variable 5, Kategorie 1). Aus pflegerisch – professioneller Sicht ist hier der „Respekt vor den Wünschen und Bedürfnissen des Patienten" argumentative Grundlage.

Im ersten Fallbeispiel wird sechsmal davon ausgegangen, obwohl die vorgegebene Fragestellung dies ausschloss, dass es nicht zu einer Fixierung kommen wird. Argumentiert wird, dass andere bzw. gemeinsame Lösungen gefunden werden können. Auch im zweiten Fallbeispiel wird damit argumentiert, dass Teamentscheidungen (dreimal) die Anordnung rückgängig machen würden oder dass es Alternativen (einmal) zur Zwangsmedikation gibt und diese dann nicht durchgeführt würde.

Damit liegt die eindeutige Ablehnung der ärztlichen Anordnung im ersten Fallbeispiel bei 31 und im zweiten bei 21 TeilnehmerInnen.

Nur vierzehn TeilnehmerInnen entscheiden sich in beiden Fallbeispielen gegen die Durchführung der ärztlichen Anordnung. Diese kleine Gruppe soll besonders berücksichtigt und auf Übereinstimmungen überprüft werden.

5.1.2 Vergleichende Betrachtung der TeilnehmerInnen, die in beiden Fallbeispielen die Anordnung nicht ausführen

Die 14 TeilnehmerInnen, die in beiden Fallbeispielen die Durchführung der ärztlichen Anordnung ablehnen, weisen die in Tabelle 7 dargestellten, persönlichen Merkmale auf.

	Alter 20-30	Alter 31-40	Alter > 40	Psych bis 5 J.	Psych 6-15 J.	Psych. > 15 J.
Männer	3	2	1	2	2	2
Frauen		3	5		6	2

Tabelle 6: Alter, Dauer der psychiatrischen Tätigkeit,

	KP	Akut Psych.	Amb.Psych.	Geronto Psych.	Teilzeit
Männer	6	5	1		1
Frauen	7	6	1	1	2

Tabelle 6a: Ausbildung, Arbeitsort, tarifliche Arbeitszeit

Bei den Männern sind hier alle Altersgruppen vertreten, bei den Frauen nur die Altersgruppen über dreißig Jahren. Die Berufsdauer spielt bei den Männern keine Rolle. Bei den Frauen sind alle, die sich gegen das Durchführen der Anordnungen entscheiden, seit mehr als fünf Jahre psychiatrisch tätig. Zunehmendes Alter und längere Berufserfahrung scheinen bei Frauen, in Situationen in denen Kontrasterfahrungen beruflicher Art nach Entscheidungen verlangen, größeren Einfluss zu haben.

Bezüglich des Berufsverständnisses entspricht es bei „Teamarbeit", „Patientenorientierung", „Respektieren der Wünsche und Bedürfnisse", „gemeinsame Lösungen suchen" und „Alltagsstrategien" weitgehend den anderen Befragten. Abweichungen sind erkennbar bei „Einfluss auf therapeutische Entscheidungen", hier liegt die überwiegende Zustimmung um 12%, bei „PartnerIn im therapeutischen Prozess" um 14% und bei „Schutz vor unangemessenen Anforderungen" um 19% höher als bei den anderen Befragten. Damit scheint bestätigt, dass vor allem die Zustimmung zu letztgenannter Aussage das reale Berufsverständnis widerspiegelt.

Weitere Auffälligkeiten sind im Erleben vergleichbarer Situationen zu erkennen. Situationen, wie sie in den Fallbeispielen geschildert wurden, waren dreizehn bekannt. Das Erleben und die Einschätzung der Anordnungen wurde im ersten Beispiel dreizehnmal, im zweiten elfmal als „schlecht, die Anordnung ist falsch", beschrieben.

Ebenfalls elfmal (s. Tabelle 8) argumentieren die TeilnehmerInnen auf der Basis des Prinzips der Wahrheit und Ehrlichkeit (Variable 4, Kategorie 1). Hier steht der Vertrauens- bzw. Vertragsbruch und die Störung der Beziehung im Vordergrund.

Aus dem bisher Gesagten ließe sich die Vermutung ableiten:

- Eine hohe Identifikation mit einem ideellen Berufsverständnis führt zu einer erhöhten Sensibilität gegenüber moralischen Kontrasterfahrungen und fördert ethisch verantwortliches Handeln. Hinzu kommt eine hohe Achtung vor dem Prinzip der „Wahrheit und Ehrlichkeit".

Dass dies auch Folge eines Lernprozesses und damit beeinflussbar ist, könnte daraus abgeleitet werden, dass neun der vierzehn TeilnehmerInnen, die in beiden Fällen die Anordnung ablehnten, aus derselben Weiterbildungseinrichtung kommen. Die anderen fünf verteilen sich auf vier Weiterbildungsstätten. Alle Teilnehmerinnen der fünf anderen Weiterbildungsstätten hatten sich, in einem oder in beiden Fallbeispielen, für die Durchführung der ärztlichen Anordnung entschieden.

	Fallbeispiel 1		Fallbeispiel 2		
Gesamt	**14**		**14**		**28**
	Männer	**Frauen**	**Männer**	**Frauen**	
Variable 1					
Kategorie 1.2		1			
Variable 2					
Kategorie 2.1	1				
Kategorie 2.2		1		2	
Variable 3					
Kategorie 3.1		2		1	
Kategorie 3.2	2				
Variable 4					
Kategorie 4.1	**2**	**2**	**4**	**3**	
Kategorie 4.2	1	1	1		
Variable 5					
Kategorie 5.1			1	2	
Kategorie 5.3		1		1	

Tabelle 7: Übersicht Variablen und Kategorien zu der Frage 3.5 und 4.5 bei

Ablehnung der ärztlichen Anordnung in beiden Fallbeispielen

5.1.3 Argumente bei einer Durchführung der ärztlichen Anordnung in den Fallbeispielen

	Fallbeispiel 1		Gesamt	Fallbeispiel 2		Gesamt	FB 1 / FB 2	
			70			**85**	**155**	
	M.	F.		M.	F.		M.	F.
Variable 1			**12**			**9**		
Kategorie 1.1		1	1	4	4	8	4	5
Kategorie 1.2	3	8	11		1	1	3	9
Variable 2			**7**			**9**		
Kategorie 2.1		2	2	2	5	7	2	7
Kategorie 2.2	3	2	5			2	3	2
Variable 3			**15**			**5**		
Kategorie 3.1	5	7	12		1	1	5	8
Kategorie 3.2	1	1	2			1	1	1
Kategorie 3.3	1		1		3	3	1	3
Variable 4			**10**			**23**		
Kategorie 4.1	2	3	5	5	5	10	7	8
Kategorie 4.2		1	1	2	5	7	2	6
Kategorie 4.3	1	3	4	4	2	6	5	6
Variable 5			**26**			**39**		
Kategorie 5.1				3	5	8	3	5
Kategorie 5.2	**5**	**12**	**17**	**5**	**20**	**25**	**10**	**32**
Kategorie 5.3	3	6	9	4	2	6	7	8

Tabelle 8:TeilnehmerInnen, die in beiden Fallbeispielen die Anordnung ausführen

Bei der Auswertung der Argumente, die bei einer Durchführung der ärztlichen Anordnung in beiden Fallbeispielen aufgeführt wurden, fällt auf, dass die aufgeführten Aussagen überwiegend in Variable 5, Kategorie 2 (Pflegenden haben keine Mitbestimmungsmöglichkeiten) zu finden sind.

Dies drückt sich auch darin aus, dass die Weisungsbefugnis und die Verantwortlichkeit des Arztes in den Vordergrund gestellt wird und die eigene Verantwortlichkeit nicht gesehen oder wahrgenommen wird.

Dass die Durchführung der Anordnungen juristisch nicht legitim ist, wird von vielen zwar erkannt, aber es wird daraus keine Konsequenz gezogen. Ärztliche Anordnungen stehen für viele der Befragten nicht nur über moralischen Werten, sondern anscheinend auch vor Recht und Gesetz.

Im zweiten Fallbeispiel schließen sich acht TeilnehmerInnen der Meinung des Arztes, „lebensbedrohliche Situation" an, was die Durchführung rechtfertigen würde. Relativiert wird das aber dadurch, dass nur eine ihr Gefühl als „gut" bewertet und die Anordnung für „richtig" hält.

Sieben TeilnehmerInnen argumentieren hier damit, dass die Anordnung für Frau Müller „hilfreich und gut" sind, drücken ihre Gefühle aber als „zwiespältig", „nicht gut" und „schlecht" aus.

Auch die Überzeugung, dass die Anordnung „willkürlich" ist und/oder eine „Bestrafung" bzw. „Machtmissbrauch" ist, führt im ersten Fallbeispiel bei 12 TeilnehmerInnen nicht zu einer Ablehnung.

Fast immer (146 mal) wird versucht, den Arzt umzustimmen, bevor die Anordnung ausgeführt wird. Die dazu gemachten Aussagen sind in beiden Fallbeispielen weitgehend gleich. Ihre Spannweite reicht von Aussagen wie: „um mir Ärger zu ersparen", „ich möchte die Zusammenarbeit nicht gefährden" über „das Pflegepersonal muss die Entscheidung von Ärzten durchführen" bis hin zu „ (...) muss ich seine Kompetenz akzeptieren."

In beiden Beispielen gibt es TeilnehmerInnen, die davon ausgehen, dass „Teamentscheidungen" (Variable 4/Kategorie 3) und/oder das „Aufzeigen von Alternativen" (Variable 5/Kategorie 3) die Entscheidung rückgängig oder unwirksam machen. Die TeilnehmerInnen, die dies vertreten, scheinen selber aber nicht immer daran zu glauben, was sich aus der häufigen Nennung „die Anordnung würde in der Praxis ausgeführt" ableiten lässt.

Dass die Beziehung und das Vertrauen, das zwischen den Klientinnen und dem therapeutischen Team besteht, durch die Ausführung der ärztlichen Anordnungen in Frage gestellt oder gar zerstört wird, thematisieren die TeilnehmerInnen in beiden Fallbeispielen. Auch diese Erkenntnis führt, wie die zuvor genannten, nicht zur Ablehnung der ärztlichen Anordnungen.

5.2 Interpretation der Aussagen bei einer Durchführung der ärztlichen Anordnung in beiden Fallbeispielen

Es stellt sich die Frage: Wie kommt es, dass nur vierzehn TeilnehmerInnen, das sind gerade einmal 12,2% der Befragten, sich konsequent professionell verhalten und alle anderen nicht? Bei der Betrachtung, der Aussagen der Pflegenden, die sich in einem oder in beiden Fallbeispielen für die Ausführung der ärztlichen Anordnungen entschieden haben, soll dies aus unterschiedlichen Blickwinkeln geschehen. Die Gruppe ist in ihren Aussagen zu heterogen, als dass hier eine Focusierung auf wenige Aspekte ausreichend erscheint, um zu erklären, warum psychiatrisch Pflegende „den moralischen Anforderungen im pflegerischen Alltag nicht genügen und den unvermeidlichen Konflikten aus dem Weg zu gehen versuchen." (Schröck 1995, S. 322).

Fehlendes Wissen ist als alleinige Erklärung nicht ausreichend. Das Wissen als Voraussetzung einer „entsprechenden Handlungskompetenz" (ebd.) sollte eigentlich vorhanden sein. Alleine schon eine Ablehnung aus rechtlichen Gründen wäre in beiden Fallbeispielen, **ohne** arbeitsrechtliche Folgen, möglich gewesen. Die rechtlichen Grundlagen werden aber bereits in der Ausbildung zur Kranken- und Altenpflege vermittelt. Dass dann dennoch solche Aussagen wie „Ärzte sind in Sachen Fixierung u. ä. dem Pflegepersonal weisungsbefugt, eine Weigerung wäre Arbeits-ver-weigerung..." (83/1) oder „ich muss die Anordnung aus haftungsrechlichen Gründen ...durchführen (40/2) gemacht werden, ist nur schwer nachvollziehbar. Der Begriff „Regression", beschrieben als „ein Zurückfallen auf eine bereits überwundene Phase der Entwicklung" (Hobmair 1994, S.121) scheint hier anwendbar.

In beiden Fallbeispielen halten viele (201 mal) die Anordnungen für „nicht gut" oder gar für „schlecht und falsch", was auch in der Argumentation deutlich wird. Jedoch wird nicht begründet, warum die Anordnung doch ausgeführt wird, sondern es wird deutlich zu machen versucht, warum dem Arzt widersprochen wird. In Worte gefasst lässt sich das ausdrücken als: *„Ich kann zwar an der Situation nichts ändern, aber ich habe doch noch den Mut, meine Meinung zu sagen".*

Diese Haltung lässt sich am besten mit dem Begriff „Schwere Machtlosigkeit", als „ein wahrgenommener Verlust an Kontrolle über eine Situation und die Wahrnehmung, daß eigene Entscheidungen und Handlungen zu keinem nennenswerten Ergebnis führen" (Gordon 1998, S.301) beschrieben, kennzeichnen. Diese Perzeption von Machtlosigkeit ist in allen Aussagekategorien in beiden Fallbeispielen vertreten und erinnern auch an die, von Tschudin als „priesterliche Modell" (1996, S.89) bezeichnete Pflege – Arzt – Beziehung. Beispiele dazu sind. „der Arzt ist weisungsbefugt, deshalb muss ich die Anordnung ausführen." (102/1) und „Ich finde es sehr wichtig, den persönlichen Willen der Pat. zu respektieren. (...) Leider muss ich auch hier dem Arzt als Vorgesetzten gehorchen" (47/2).

Eine Haltung, die durch den Begriff „Rationalisierung" (Hobmair 1994, S.112), beschrieben werden kann, ist bei der Mehrheit derjenigen zu vermuten, die Gründe für die Durchführung der jeweiligen Anordnung aufführen. Dies wird vor allem in Aussagen deutlich, bei denen formuliert wird, dass die Anordnung für falsch gehalten wird.

Im zweiten Fallbeispiel 20 mal versucht wird, Gründe für die Durchführung der Anordnung zu finden. Hier entsteht der Eindruck, dass der geringste Anschein einer „medizinischen Indikation" ausreicht, um viele Pflegekräfte dazu zu bringen, gegen die eigene Überzeugung - auch zum Schaden von Patienten - tätig zu werden.

Offensichtlich werden auch große fachliche Defizite, die sich in einer pseudo - psychiatrischen Argumentation niederschlagen. Beispiele hierfür sind: „(...) Pat. hatte eine erhebliche „Bühne" und benötigt dringend eine deutlich spürbare Grenze" (41/1) und „Die Pat. bagatellisiert ihre (...)" (66/2).

Eine zustimmende Aussage zur Fixierung, die eine Stationsleitung mit mehr als 15 Jahren Psychiatrieerfahrung macht, ist besonders erwähnenswert: „Eine Fixierung ist manchmal notwendig, wenn die Patientin gar nicht zur Ruhe kommt. Das „Du" gegenüber der Patientin stört, sie wird nicht als Frau wahrgenommen, dadurch wird die Achtung ihrer Persönlichkeit verletzt" (40/1). Nicht die Freiheitsberaubung und die Demütigung fixiert zu sein verletzt die Achtung der Persönlichkeit, sondern das angebliche Nicht – Wahrnehmen der Patientin als Frau.

Viele Aussagen ließen sich unter dem Oberbegriff „Ethischer Egoismus" (Tschudin 1996, S.37) einordnen. Das Handeln der TeilnehmerInnen ist dadurch gekennzeich- net, dass sie die Anordnung ausführen, um selber kein Risiko einzugehen. Beispiele hierzu sind: „Der Arzt steht dafür gerade. Ich würde die Zusammenarbeit nicht gefährden." (81/1) und „ (...) Der Arzt hat immer noch die Verantwortung für die Patientin, es hätte fatale Folgen für mich (...)" (35/2).

Daneben wird auch nicht selten auf der Basis die als „Handlungs- - Utilitarismus" (Tschudin 1996, S.37) bezeichnet werden kann, argumentiert. Hier wird der Schaden eines Menschen in Kauf genommen, mit der Begründung, dass es allen anderen von Nutzen sei. Beispielhaft die Aussagen: „Ich bin der Meinung, dass die Entscheidung richtig ist, die Pat. gefährdet andere Leute" (75/2) und „(...) Sie könnte andere

Patienten provozieren und es könnte zu tätlichen Auseinandersetzungen kommen" (84/1).

In einigen Aussagen, vor allem im ersten Beispiel, entsteht der Eindruck, dass die Pflegenden in zwei Bereiche des persönlichen Handelns spalten. Dies ist zum Einen der Anteil, der die ärztliche Anordnung ausführt, dann aber als Tätigkeit des Arztes (durch die eigene Person) betrachtet. Daneben gibt den der Pflegeperson, die sich dann um die Patientin kümmert.

Beispiele hierzu sind: „Ich würde aber auf alle Fälle (...) und nach Möglichkeit in dieser Stunde bei ihr bleiben" (106/1) und „(...) wenn die Fixierung durchgeführt werden müsste, würde ich noch mit ihr zu sprechen versuchen (105/1).

6 Zusammenfassung und Diskussion der Ergebnisse

In einer quantitativen Studie wurden 150 TeilnehmerInnen der psychiatrischen Fachweiterbildung Psychiatrie nach ihrer Berufseinstellung befragt. Danach wurden sie mit zwei hypothetischen Situationen, die eine Kontrasterfahrung zwischen dem eigenen beruflichen Selbstverständnis und ärztlichen Anordnungen mit sich brachten, konfrontiert. Dabei stand nicht die Frage im Vordergrund, ob eine Argumentation bei den erlebten Kontrasterfahrungen auf einer pflegeethischen Basis geführt würde, sondern die Frage nach dem „Wie". **Wie** wird die Kontrasterfahrung erlebt, **Wie** wird gehandelt und **Wie** wird argumentiert. Von beiden Situationen wurde angenommen, was sich auch bestätigte, dass sie einem Teil der Befragten aus der psychiatrischen Praxis vertraut sind.

In beiden Fällen stand das gute und richtige (professionelle) Handeln im Widerspruch zur ärztlichen Anordnung. Im ersten Fallbeispiel standen Werte wie Gerechtigkeit und Fairness, Wahrheit und Ehrlichkeit und die individuelle Freiheit einer jungen Frau, die sich in einem Ausnahmezustand befand, im Vordergrund.

Im zweiten Fallbeispiel waren es Werte wie Achtung vor dem Leben, Gerechtigkeit und Fairness und die Selbstbestimmung einer Frau, die einen eigenen Weg eingeschlagen hatte, mit ihrer psychotischen Erkrankung umzugehen.

Von 115 Pflegekräften aus zehn psychiatrischen Weiterbildungseinrichtungen aus ganz Deutschland konnten die Fragebögen ausgewertet werden. Ausgehend von den thematisierten Forschungsfragen lassen sich folgende Ergebnisse festhalten

1. Inwieweit stimmen die aus der Literatur entwickelten ideellen Vorstellungen von einem Selbstverständnis psychiatrischer Pflege mit den Vorstellungen psychiatrisch Pflegender überein? Gibt es Abweichungen oder werden bestimmte Zuschreibungen favorisiert oder abgelehnt?

Die aus der Literatur entwickelten ideellen Vorstellungen des beruflichen Selbstverständnisses der psychiatrischen Pflege bekommen eine sehr hohe Zustimmung der Befragten. Dies Zustimmung wird allerdings relativiert, wenn es um den „Schutz des Patienten vor unangemessenen Anforderungen" und der eigenen Verantwortung, dargestellt in der Frage „Einfluss auf therapeuti-

sche Entscheidungen" geht. Hier sinkt die Zustimmung deutlich ab, woraus der Schluss gezogen werden kann, dass ein ideelles Berufsverständnis zwar verbalisiert wird, nicht aber internalisiert ist. Deutlich wird, dass die theoretischen Aussagen zur psychiatrischen Pflege und die pflegerische Praxis in der psychiatrischen Versorgung sehr weit auseinander klaffen.

2. Gibt es Unterschiede im beruflichen Selbstverständnis, die durch Geschlecht, Alter, Berufsdauer oder Dauer der psychiatrischen Tätigkeit erklärbar sind?

Die Aussagen zum beruflichen Selbstverständnis sind insgesamt sehr homogen und weisen kaum Unterschiede, die sich aus Alter, Geschlecht, Berufsdauer oder Dauer der psychiatrischen Tätigkeit eindeutig ableiten lassen, auf. Abweichungen sind bei der Aussage „PartnerIn im therapeutischen Prozess" erkennbar. Hier liegt die überwiegende Zustimmung bei den Männern, mit Ausnahme derjenigen mit einer Psychiatrieerfahrung von mehr als fünfzehn Jahren, deutlich höher als bei den Frauen. Bei denen sie in der Gruppe derjenigen mit weniger als sechs Jahren Psychiatrieerfahrung noch einmal deutlich sinkt. Die überwiegende Zustimmung bei der Aussage „Einfluss auf therapeutische Entscheidungen" nimmt mit zunehmender Psychiatrieerfahrung bei den Männern zu und gleicht sich prozentual den Frauen, die konstant bei ca. 50% liegen, an. Die Dauer der psychiatrischen Tätigkeit scheint auch, unabhängig vom Geschlecht, bei der Aussage „Schutz vor unangemessenen Anforderungen" wesentlich zu sein. Mit zunehmender Psychiatrieerfahrung der Befragten steigt hier die überwiegende Zustimmung.

3. Wird die in den Fallbeispielen angenommene Kontrasterfahrung erlebt und wie reagieren die Pflegenden darauf und wie argumentieren sie?

Die in den Fallbeispielen dargestellte Kontrasterfahrung wird als solche in beiden Fallbeispielen von mehr als 99% der Befragten erlebt. Die erwartete Reaktion darauf, die Anordnung nicht auszuführen, wird aber in beiden Fallbeispielen nur von einer Minderheit gezeigt. Die Argumentation ist dabei in beiden Fallbeispielen ähnlich. Nur eine Minderheit begründet, warum sie die Anordnungen ausführen würde, die Mehrheit, warum sie den Ärzten widersprechen würde, bevor sie die Anordnung ausführt. Dieser Widerspruch ist häufig sehr emotional. In einigen Aussagen wird auch fehlendes Fachwissen deutlich. Überhaupt den Ärzten zu widersprechen, so entsteht der Eindruck, wird hier als extremste Form des Widerstandes erlebt. Auch hier sind keine wesentlichen Unterschiede in der Argumentation zu erkennen, die sich auf Geschlecht, Alter, Berufserfahrung oder Psychiatrieerfahrung zurückführen ließen.

4. Gibt es Unterschiede, im Erleben, in der Argumentation und der Reaktion, die durch Geschlecht, Alter, Berufsdauer oder Dauer der psychiatrischen Tätigkeit erklärbar sind?

Diejenigen, die in beiden Fallbeispielen die Anordnung nicht ausführen würden, äußern eine deutlich höhere Zustimmung in den Aussagen „Einfluss auf therapeutische Entscheidungen" und „Schutz vor unangemessenen Anforderungen" beim beruflichen Selbstverständnis als die restlichen Befragten. Dies könnte ein Hinweis darauf sein, dass eine hohe Identifikation mit einem ideellen beruflichen Selbstverständnis in Situationen, die eine Kontrasterfahrung mit sich bringen, moralisches Handeln fördert. Eine zweite Auffälligkeit ist, dass neun der vierzehn TeilnehmerInnen aus der gleichen Weiterbildungseinrichtung kommen. Daraus könnte der Schluss gezogen werden, dass die Lehrkräfte in der Weiterbildung entscheidenden Einfluss auf das Berufsverständnis und demzufolge auf das moralische Handeln der WeiterbildungsteilnehmerInnen haben.
Bei einer geschlechtsspezifischen Betrachtung fällt hier auf, dass bei den Männern weder das Alter noch die Dauer der psychiatrischen Tätigkeit eine Rolle zu spielen scheinen. Bei den Frauen hingegen das zunehmende Alter und die zunehmende psychiatrische Erfahrung mit entscheidend sein könnten. Dies soll hier nicht überbewertet werden, wäre aber durchaus einer eigenen Untersuchung wert.

5. Gibt es Unterschiede in der eigenen Reaktion und der in der Praxis erwarteten Reaktion bezüglich der Entscheidungen?

Wurden schon die Ergebnisse in der vorliegenden Form nicht erwartet, so stimmt das Bild, dass die Befragten von der eigenen Praxis haben, mehr als nachdenklich. In beiden Fallbeispielen glauben nur insgesamt 23, dass die Anordnungen nicht ausgeführt würden. Dies gilt auch für die Mehrheit derjenigen, die die Anordnungen selber nicht ausführen würden. Dies ergibt ein erschreckendes Bild der psychiatrischen Pflege, die sehr weit davon entfernt scheint, wirklich eine „Profession" zu sein und als solche auch wahrgenommen werden kann.

Die Kluft zwischen der Theorie, hier dargestellt als ideelles berufliches Selbstverständnis und der Praxis, gezeigt in der Argumentation der Pflegenden bei Kontrasterfahrungen, ist sehr groß. Die überwiegende Mehrheit der befragten Pflegekräfte würde, aus unterschiedlichen Gründen und gegen das eigene Empfinden von dem was gut und richtig ist, Patienten auf ärztliche Anordnung bewusst Schaden zufügen oder ihn in Kauf nehmen. Nicht wenige Aussagen sind inhaltlich denen gleich, mit denen Pflegende ihr Handeln in der Zeit des Nationalsozialismus (Steppe 1993) begründeten.

Der Versuch, diese Haltung der Mehrheit der Befragten zu erklären, soll nicht als Entschuldigung missverstanden werden. Vielmehr sollen aus der gewonnenen Erkenntnis heraus nach Lösungsmöglichkeiten gesucht werden.

In den Antworten zu beiden Fallbeispielen zeigt sich, dass eine Mehrzahl der Pflegenden nicht über die notwendigen rechtlichen Kenntnisse verfügt oder sie nicht anwenden kann, obwohl sie in der Ausbildung vermittelt wurden. Bei den meisten der Befragten liegt die Ausbildung aber auch schon mehr als fünf Jahre zurück, so dass möglicherweise einige Inhalte nicht mehr präsent sind.

Dieses fehlende fachliche Wissen lässt sich auch daran festmachen, dass Entwicklungen, die in der pflegerischen Fachliteratur (z.B. die Soteria - Bewegung oder die Entwicklung von Psychoseseminaren) seit längerem beschrieben werden, unbekannt sind. Das Lesen von Fachliteratur scheint nicht sehr verbreitet zu sein. Dies entbindet die Pflegenden nicht von der Verantwortung, sich selber mit den notwendigen fachlichen und rechtlichen Kenntnissen für ihre Arbeit, vertraut zu machen, könnte aber eine Erklärung für das Zustandekommen der Ergebnisse sein.

Ein weiterer wesentlicher Aspekt ist eine sehr ausgeprägte Hierarchie in der psychiatrischen Arbeit. Noch immer erleben die meisten der Befragten die Ärzte als diejenigen, die das Sagen haben und die Entscheidungen treffen. Daran hat anscheinend auch die Dreiteilung der Krankenhausleitung in Verwaltungsleitung, Pflegedienstleitung und ärztliche Leitung nichts geändert. Dass viele der Befragten die Ärzte als Vorgesetzte angeben, deren Entscheidungen sie zu gehorchen haben, spricht nicht für die pflegerische Leitung der Kliniken. Auf der anderen Seite ist aber eine ausgeprägte Hierarchie, oder der Glaube daran möglicherweise auch nur eine Schutzbehauptung. Vor allem aber ist sie durch kompetentes Handeln, auch einzelner, veränderbar (vgl. Dörner 1996, S. 165 – 175).

Dass eine pflegeethische Argumentation nicht zu erwarten war, wurde bereits angesprochen. Dafür fehlen wahrscheinlich die Grundlagen, welche in der Ausbildung nicht entsprechend vermittelt und auch in Fortbildungen offensichtlich nicht thematisiert werden. Aber dass nur sehr wenige TeilnehmerInnen aus einer allgemeinen ethischen Grundhaltung heraus argumentieren, gibt möglicherweise einen Hinweis darauf, dass moralisches Denken und Argumentieren in einer medizinisch orientierten Psychiatrie noch immer ungewohnt ist und einen geringen Status hat (vgl. van der Arend 1998). Der Arzt bleibt, auch moralisch, die richtungweisende, oberste Instanz. Die Fragen, die sich in diesem Zusammenhang stellen lauten:

- *Welche ethischen Grundhaltungen bringen Menschen in die Pflegeausbildung mit und ist ein Zusammenhang mit der schulischen Bildung erkennbar?*

- *Mit welchen konkreten Inhalten und wie wird Ethik in der Aus-, Fort-, und Weiterbildung vermittelt?*

Die Untersuchungen von Blokesch (1992) geben darüber zu wenig Auskunft, zudem wird hier nur die Krankenpflegeausbildung betrachtet.

Die von Arndt (1996) und Gilligan (1988) vertretene Auffassung „Moralische Empfinden von Frauen wird stärker geprägt durch das Mitempfinden (Empathie), das „Sorgenfür" und das „Sichsorgenum" als bei Männern, die vorwiegend in den Kategorien Recht, Fairneß, Pflicht denken" (Arndt S. 45), lässt sich bei der Auswertung der Fragebögen so nicht bestätigen. Männer und Frauen beklagen am häufigsten die (angenommene) fehlende Mitbestimmung Daraus abgeleitet ergibt ich die Frage:

- *Ist das Argumentieren und Handeln der Pflegenden weniger geschlechts- als sozialisationsspezifisch, im Sinne einer beruflichen Sozialisation in der (psychiatrischen) Pflege?*

Es stimmt zwar nicht optimistisch, aber es ist ein kleiner Lichtblick, dass 14 TeilnehmerInnen sich konsequent für die Belange der Klienten einsetzen und die Anordnung in beiden Fallbeispielen nicht ausführen. Dass neun dieser vierzehn aus der gleichen Weiterbildungseinrichtung kommen, kann als Indiz dafür gewertet werden, dass die Lehrkräfte in der psychiatrischen Weiterbildung großen Einfluss auf das berufliche Selbstverständnis und das Handeln in der Praxis hat.

Fast alle dieser vierzehn haben Kenntnis von ähnlichen Situationen, was ein Hinweis darauf sein kann, dass diese „Paradigmafälle" (Benner 1994), entsprechend reflektiert, das Entscheiden und Handeln in der Praxis prägen. Dies wäre dann auch ein Beleg dafür, dass durch entsprechende Fort- und Weiterbildungen „in der Pflegepraxis das Einüben von moralischen Entscheidungsfindungen" (Arndt 1996, S. 84) gefördert werden kann. Dadurch könnte auch die Tendenz in der Krankenpflege „von einer Krise in die andere zu schlittern, ohne viel daraus gelernt zu haben" (Tschudin 1996, S.112) verändert werden. Die daraus abgeleitete Forschungsfrage könnte lauten:

- Verändern sich Argumentation und Handlungen der Pflegenden in Situationen, die als Kontrasterfahrung erlebt werden, durch entsprechende Fortbildungen, der Einführung von Ethikvisiten oder ethischen Fallbesprechungen?

Die Ergebnisse dieser Arbeit bringen viele Fragen mit sich, die sich im Kern darum drehen: „Warum handeln Pflegende in der Praxis gegen ihre eigenen Wertvorstellungen, gegen das, was sie selber für gut und richtig halten?". Lassen sie sich damit erklären, dass berufliche Inhalte und moralische Werte nicht deklariert sind und dass eine minimale Autonomie nicht vorhanden ist (vgl. Käppli 1988, S.22)?

Dem widerspricht das angenommen Berufsverständnis der psychiatrischen Pflege und die gesichtete Literatur.

Liegt es nur am fehlendes Wissen oder der fehlenden Kompetenz, um so etwas wie Zivilcourage zu entwickeln (vgl. Schröck 1995, S. 322)? Dagegen spricht, dass die Inhalte der psychiatrischen Fachweiterbildung über Gesetze und Verordnungen weitgehend vereinheitlicht sind.

Oder ist es vor allem die Art ihrer Vermittlung, (und sind es die Menschen die sie vermitteln) der (denen) eine entscheidende Rolle zukommt?

Dafür spricht die Häufung der TeilnehmerInnen, die die ärztliche Anordnung zweimal ablehnen und die aus einer einzigen Weiterbildungsstätte kommen. Daraus abgeleitet läge es in der Kompetenz und Verantwortung der Lehrenden in der Aus- Fort- und Weiterbildung, dafür Sorge zu tragen, dass eine verantwortliche und fürsorgliche Pflege in der Psychiatrie Wirklichkeit wird. „Doch am Anfang steht das Wollen" (Schröck 1995, S.323) und dieses Wollen, dass zeigten die Diskussionen mit psychi-

atrisch Pflegenden in den letzten Wochen, ist vorhanden. Damit aus dem „Wollen"
auch „Handeln" wird, muss einiges in der Pflege und in der psychiatrischen Pflege
getan werden. Einige Aspekte, ohne Anspruch auf Vollständigkeit, sollen im Folgenden genannt werden.

7 Ausblick

1. Pflege braucht eine eigene Ethik, nicht um „die Weiblichkeitsideologie des 19. Jahrhunderts wieder zu beleben" (Rehbock 2000, S. 281) oder als „ethische Kritik der Medizin" (ebd. S. 282). Es reicht auch nicht aus, sie ausschließlich durch eine „allgemeine Ethik" (ebd.) zu begründen, weil sie ansonsten „unserer gewöhnlichen Alltagspraxis" (ebd.) entrückt würde. Pflege und insbesondere psychiatrische Pflege ist nun einmal nicht die Alltagspraxis und der „Alltagsverstand" (Soeffner 1983) wird den komplexen moralischen Anforderungen in der Pflege nicht immer gerecht.

2. Die Grundlagen einer pflegerischen Ethik, unter dem Dach einer „Ethik im Gesundheitswesen" (Arndt 1996, S.17) sind vorhanden (vgl. Abschnitt 2.4). Es liegt nun vor allem daran, sie auch zu vermitteln. Dies muss in der Ausbildung beginnen und darf nicht reduziert werden auf das Vorbereiten und Durchführen eines Gottesdienstes oder als Sterbeseminar (vgl. Abschnitt 2.4). Ethikunterricht, Ethikvisiten und ethische Fallbesprechungen müssen zu einem Pflichtbestandteil der interdisziplinären beruflichen Fortbildung werden. Es ist notwendig, das ethisch - didaktische Unterrichtsmodelle entwickelt, den Lehrenden vermittelt und diese auch begleitet werden.

3. Lehrende in der psychiatrischen Weiterbildung brauchen eine fundierte ethische Kompetenz, die durch entsprechende Fortbildungen vermittelt werden muss. Bei den jährlichen Treffen der Bundesarbeitsgemeinschaft der Weiterbildungsstätten für psychiatrische Pflege (BWP) müssen die Ergebnisse dieser Arbeit diskutiert und reflektiert werden. Hier müssen auch didaktische - methodische Konzepte zur Vermittlung ethischer Grundlagen, als Basis moralischen Handelns und Argumentieren in der psychiatrischen Pflege entwickelt werden. Die neuesten Ansätze der Qualitätssicherung und – entwicklung, die besten Konzepte der Organisationsentwicklung und des Marketings machen nur dann Sinn, wenn Pflege verantwortungsvoll geleistet werden kann. Dazu ist die Kompetenz, in moralisch schwierigen Situationen ethisch begründete Entscheidungen zu treffen, eine unabdingbare Voraussetzung.

4. Dazu ist es auch notwendig, dass leitende Positionen der Pflege mit Menschen besetzt sind, die sich auch ihrer Verantwortung für die Pflege, die Pflegenden und die

Klienten bewusst sind. Nur in dem Bewusstsein, dass die Leitung, hier die Pflege-dienstleitung, moralische Entscheidungen respektiert und gegenüber anderen, stellvertretend mitträgt, entsteht Handlungssicherheit und wird Angst und Furcht reduziert.

Eine gewisse Hoffnung leitet sich hier aus der, wenn auch langsam, zunehmenden Akademisierung der Lehr- und Leitungskräfte ab. Auch wenn Ruth Schröck zu recht formuliert: „In den Lehrstrukturen der Hochschulen und den Managementstrukturen der Gesundheitseinrichtungen müßte sich auch so manches ändern, damit die Prozesse einer kritischen und selbstkritischen Überprüfung zu einem integralen Bestandteil professioneller Bildung und Praxis werden können." (Schröck 1995, S. 323)

5. Als weitere wesentliche Voraussetzung für verantwortliches Handeln wird der Einbezug der Klienten in das therapeutische Geschehen gesehen. Die Teilnahme an Psychoseseminaren muss für alle psychiatrisch Tätigen zur Pflicht werden. Behand-lungsvereinbarungen und Behandlungsverträge müssen als rechtskräftige Dokumen-te betrachtet und akzeptiert werden. Die Behandlungsgrundsätze der Soteria, wie von Aebi, Ciompi u.a (1994) beschrieben, müssen endlich zu Grundlagen der psy-chiatrischen Praxis werden.

6. Alle psychiatrisch Tätigen brauchen eine gemeinsame Grundhaltung, die lauten könnte: Psychiatrische Arbeit ist gemeinsames Handeln, von einem gemeinsamen Verständnis aller Beteiligten getragen. In diesem Verständnis wird jeder Mensch als eine biologisch, psycho – soziale Einheit, eingebettet in seinem Ökosystem, geprägt durch seine Erfahrung und seine Biographie gesehen. Jeder Mensch ist ein einzigar-tiges Individuum mit der Fähigkeit, sich zu entwickeln und zu wachsen. Eine psychi-atrische Erkrankung ist immer eine individuelle Reaktion, ein individuelles Erleben eines Menschen. Ihre Komplexität, ihre möglichen Ursachen und ihre Bedeutung sind uns nicht bekannt und erlauben uns kein Urteil. Wir sind davon überzeugt, dass eine psychiatrische Erkrankung nicht auf eine Ursache zurückzuführen ist, sondern dass viele, auch individuell sehr unterschiedliche die Entwicklung einer psychiatri-schen Erkrankung begünstigen oder verhindern können. Wir gehen davon aus, dass Menschen, die psychiatrisch erkranken, eine besondere Verletzlichkeit mit auf die Welt bringen und ohne weitere Verletzungen und Kränkungen, somatischer, psychi-scher und/oder sozialer Art, andere Wege gefunden hätten, ihr Leben zu bewältigen.

Wir bemühen uns in unserer Arbeit, keine weiteren Verletzungen zuzufügen. Deshalb wenden wir weder Zwang noch Gewalt an, soweit dies nicht die Verhinderung akuter Selbst- oder Fremdgefährdung notwendig macht. (vgl. Meyer 1999/2, S. 776)

7. Psychiatrisches Handeln ist integrativer Bestandteil gesellschaftlichen Handelns und findet nicht isoliert statt. Dementsprechend trägt auch die Gesellschaft die Verantwortung für das, was psychiatrisch geschieht oder unterlassen wird. Psychiatrisch Tätige und Psychoseerfahrene haben die Pflicht, diese Verantwortung der Gesellschaft anzumahnen und einzufordern. Das bedeutet auch politisches Handeln, wie es z.B. von der Deutschen Gesellschaft für Soziale Psychiatrie (DGSP) seit vielen Jahren praktiziert wird.

8. Die junge Disziplin Pflegewissenschaft muss sich ihrer Verantwortung für das, was in der Pflegepraxis tatsächlich geschieht, verstärkt widmen, diese reflektieren und Veränderungsmöglichkeiten aufzeigen. Dies gilt insbesondere für die psychiatrische Pflege, die von der Pflegewissenschaft bisher nur sehr stiefmütterlich behandelt wird. Sonst besteht die Gefahr „daß intellektuelle Akrobatik, akademische Profilierung und esoterische Forschung eher Rätsel aufwerfen, als daß eine der Praxis untergeordnete Theorieentwicklung helfen würde, die Probleme des pflegerischen Handelns zu lösen" (Schröck 1997). Einen ersten Ansatz dazu können die Fragen, die aus dieser Arbeit hervorgegangen sind, bilden.

„Die Pflegewissenschaft muß auch eine Antwort darauf geben können, warum auf eine bestimmte Art gehandelt werden soll. Um aber den Pflegenden Hilfestellung in diesem Entscheidungsspielraum zu geben, ist es nötig, daß die Pflegewissenschaft sich mit der Ethik auseinandersetzt." (Elsbernd 1994, S.105)

Literaturverzeichnis

Abderhalden, Ch. (1986), Psychiatrische Krankenpflege und Soziotherapie: Überlegungen zum Berufsbild und zur Berufskonzeption, Basel

Abermeth, H.D. (1989) Ethische Grundlagen in der Krankenpflege: Ein Lehr- und Lernbuch. Göttingen

Aebi, E. u.a. (Hrsg.) (1994) Soteria im Gespräch – Über eine alternative Schizophreniebehandlung. Bonn

AG Soziologie (1999), Denkweisen und Grundbegriffe der Soziologie. Eine Einführung, 14. Auflage, Frankfurt/Main; New-York

Alt, F. (1985), Liebe ist möglich. München

Aly, G. u.a. (1992), Menschenverachtung und Opportunismus. Zur Medizin im Dritten Reich. Tübingen

ARD 18.01.2001, Panorama, BSE und die Folgen.

Arend, A. v. d., Gastmans, Ch. (1996), Ethik für Pflegende, Bern u. a.

Arend, A. v. d. (1998), Pflegeethik, Wiesbaden

Arndt, M. (1996), Ethik denken: Maßstäbe zum Handeln in der Pflege, Stuttgart; New-York

Arndt, M. (1996) Aus Fehlern lernen. IN: Pflege, Jg. 9, H. 1, S.12 – 18

Arndt, M., Bondolfi, A. (1996), Ein wissenschaftlicher Diskurs über Theorien der Moral in der Pflege. IN: Pflege, Jg. 9, H. 1, S. 26 – 31

Atteslander, P. (1993) Methoden der empirischen Sozialforschung. 7. neubearb. Auflage Berlin; New-York

Bahrenberg, J. (2000) Kleidung und psychiatrische Pflege. Unveröffentlichte Abschlußarbeit in der Fachweiterbildung Psychiatrie. Essen

Bals, T. (1990), Professionalisierung des Lehrens im Berufsfeld Gesundheit, Köln

Bals, T. (1994), Was Florence noch nicht ahnen konnte: neue Herausforderungen an die berufliche Qualifizierung der Pflege, Melsungen

Bank-Mickelsen, N.-E. (1978) Das Normalisierungsprinzip. Betrachtungen aus Dänemark. Wien

Baumann, H. (1977) Probleme der Gesellschaft, 3. neubearb. Auflage. Köln-Porz

Bäuml, J. (1997) Psychoedukative Gruppenarbeit bei schizophrenen Psychosen. IN: Psycho, Jg. 23, Heft 1, S. 38 – 48

Bauer, R. (1997) Beziehungspflege, Berlin; Wiesbaden

Beier, J., Jahn, G. (1992) Berufsethische Ansprüche an Lehrende in den Medizinalfachberufen. IN: PflegePädagogik, Jg. 2, H. 4, S. 13 – 17

Benner, P. (1994) Stufen zur Pflege – Kompetenz (from Novice to Expert) Bern u.a.

Berger, H. (2001) Gesundheitsförderung, Ein Perspektivenwechsel in der Psychiatrie. IN Dr. med. Mabuse, Jg. 26, Heft 129, S. 46 – 50.

Bienstein, Ch. u.a. (2000) „Ehrfurcht vor dem Leben". Aufruf zum Dialog für eine zukunftsfähige Ethik. IN: Dr. med. Mabuse, Jg.25, H. 128, S. 49 – 53

Binswanger, L. (1957), Schizophrenie, Pfullingen

Bleuler, E. (1911) Dementia praecox oder Gruppe der Schizophrenien, Leipzig; Wien

Bleuler, E. (1983) Lehrbuch der Psychiatrie, 15. neubearb. Auflage. Berlin u. a.

Blokesch, K. (1992) Ethik im aktuellen Lehrangebot von Krankenpflegeschulen in der Bundesrepublik Deutschland / Bearb.: Konrad Blokesch; Wolfhart Bock von Wülfingen, Franko W. Volontieri (Hrsg.). – Stand Frühjahr 1989, Saarbrücken – Scheidt

Bock, T. (1988) LebensWert: Sieben Beitr. zur Ethik – Diskussion. Bonn

Bock, T., Mitzlaff S. (Hrsg.) (1990), Von Langzeitpatienten für Akutpsychiatrie lernen, Bonn

Bock, T., Weigand, H. (Hrsg.) (1991), Hand-werks-buch Psychiatrie, Bonn

Bock, T. (1997) Lichtjahre – Psychosen ohne Psychiatrie – Krankheitsverständnis und Lebensentwürfe von Menschen mit unbehandelten Psychosen, Bonn

Bock, T., Buck, D., Esterer, I. (Hrsg.) (1997), Es ist normal verschieden zu sein. Psychose-Seminare – Hilfen zum Dialog. Psychosoziale Arbeitshilfen, Band 10, Bonn

Bondolfi, A. (1996), Moralisches Handeln in der Pflege. Einige Überlegungen aus ethischer Sicht. IN: Pflege Jg. 9, H. 1, S. 19 – 25

Bundesarbeitsgemeinschaft der Weiterbildungsstätten in Deutschland (BWP) (2000), Weiterbildungsstätten Psychiatrische Pflege in Deutschland, Essen

Bundesministerium für Jugend, Familien, Frauen und Gesundheit (Hrsg.) (1988), Empfehlungen der Expertenkommission zur Reform der Versorgung im psychiatrischen und psychotherapeutischen/psychosomatischen Bereich auf der Grundlage des Modellprogramms Psychiatrie der Bundesregierung. Bonn

Bundesministerium für Jugend, Familien, Frauen und Gesundheit (Hrsg.) (1996) Erster Altenbericht. Die Lebenssituation älterer Menschen in Deutschland. Bonn

Bundeszentrale für politische Bildung (1977) Grundgesetz für die Bundesrepublik Deutschland. Bonn

Cavanagh, A. J. (1995) Pflege nach Orem. Freiburg im Breisgau

Ciompi, L. (1982) Affektlogik, Stuttgart

Die Bibel (1965), Die Heilige Schrift des alten und neuen Bundes. Freiburg; Basel; Wien

Diekmann, A. (1999) Empirische Sozialforschung, Grundlagen, Methoden, Anwendungen, Reinbeck bei Hamburg

Dill, H. (1995), Professionalisierungsprozess in Pflegeberufen – die Kluft zwischen Theorie und Praxis, München

Deutsche Krankenhaus Gesellschaft, (DKG) (1973/1990) Richtlinien für die Weiterbildung zur Fachkrankenschwester und Fachkrankenpfleger für Psychiatrie, Bonn

Deutsche Krankenhaus Gesellschaft, (DKG) tel. Auskunft vom 23.02.01, Tel. 0211/454730

Drees, A. (1996) Stimmen hören. Bericht über einen erstaunlichen Kongreß in Maastricht, der neue Perspektiven eröffnet. IN: Psychosoziale Umschau, H. 1, S.7-8

Dörner, K., Egetmeyer, A., Koenning, K. (1997) Freispruch der Familie. Angehörige, Patienten und die Psychiatrie. 2. Auflage der Neuausgabe. Bonn

Dörner, K. (1996), Kieselsteine. Ausgewählte Schriften. Gütersloh

Dörner, K., Plog, U. (1996) Irren ist Menschlich, Bonn

Dörner, K. (1991), Aufbruch der Heime. Gütersloh

Dörner, K., Plog, U. (1990) Irren ist Menschlich, Völlig neu bearbeitete Ausgabe, Bonn

Dörner, K. (Hrsg) (1989), Im wohlverstandenen eigenen Interesse...Psychiatrisches Handeln gestern und heute ethisch begründen. 40. Gütersloher Fortbildungswoche 1988. Gütersloh

Dörner, K., Plog, U. (1984) Irren ist Menschlich, Bonn

Dörner, K. u.a. (Hrsg.) (1980), Der Krieg gegen die psychisch Kranken. Bonn

Doenges, M. E., Moorhouse, M. F. (1993) Pflegediagnosen und Maßnahmen. Bern u. a.

Drerup, E. (1992), Modelle der Krankenpflege. Band 1. Freiburg.

Duden (1996), Band 1, Rechtschreibung der deutschen Sprache, 21., völlig neubearb. und erw. Auflage, Mannheim; Leipzig; Wien; Zürich

Duden (1989) Band 7, Etymologie, 2. völlig neu bearbeitete und erweiterte Auflage, Mannheim; Wien; Zürich

Duden (1974) Band 5, Fremdwörterbuch. 3., völlig neu bearbeitete und erweiterte Auflage. Mannheim; Wien; Zürich

Drucksache 7/4200 (1975), Unterrichtung durch die Bundesregierung, Bericht zur Lage der Psychiatrie in der Bundesrepublik Deutschland – Zur psychiatrischen und psychotherapeutischen/psychosomatischen Versorgung der Bevölkerung, Bonn

Eils – Köchling, A. u.a. (2000) Der Bekanntheitsgrad berufsethischer Grundregeln innerhalb der Berufsgruppe der Pflegenden. IN: Pflege, Jg. 13, H. 1, S. 42 – 46.
Elsbernd, A. (1994), Zum Verhältnis von pflegerischem Wissen, pflegerischer Handlungsfreiheit und den Grenzen des Gehorsams der individuellen Pflegeperson. IN: Pflege, Jg. 7, H. 2, S. 105 – 116.

Emmrich, M. (1999) Demokratische Debatte unterdrückt? Keine Enquete – Kommission zur Bioethik. IN: Dr. med. Mabuse, Jg. 24, H. 122, S. 12

Felgner, E. (1990), Psychiatrische Pflege in der Zukunft, IN: Krankenpflege, 44. Jg., H. 2, S.94 – 115

Felgner, L. (1993) Das Pflegekonzept am Beispiel einer psychiatrischen Akutstation, IN: Pflege Aktuell, 47. Jg. H.3, S. 150 - 153

Felgner, L. (1991), Schwerpunkte der psychiatrischen Fachpflege, IN: Krankenpflege, 45. Jg., H. 5, S.264 – 270

Fiedler, P. (1996) Verhaltenstherapie in und mit Gruppen. Weinheim

Finzen, A. (1996), Massenmord ohne Schuldgefühl: die Tötung psychisch Kranker und geistig Behinderter auf dem Dienstweg/Mit einer Dokumentation von Dolf Sternberger. Bonn.

Finzen, A. (1991) Medikamentenbehandlung bei psychischen Störungen: Leitlinien für den psychiatrischen Alltag. - 9. neu bearb. und erw. Aufl. – Bonn

Ford, J.A.G., Trygstad – Durland, L. N., Nolms, B.C. (1986), Sich entscheiden lernen. Basel.

Freud, S. (1983), Abriß der Psychoanalyse. Das Unbehagen in der Kultur. Frankfurt am Main.

Friedrichs, J. (1990) Methoden empirischer Sozialforschung, Opladen

Fromm, E. (1990) Die Furcht vor der Freiheit. München

Fry, S.T. (1995) Ethik in der Pflegepraxis. Anleitung für ethische Entscheidungsfindung. Eschborn

Gerontopsychiatrische Klinik Sonnenberg (2000). In: Senioren Echo, Jg. 5, H.2, S. 29

Georg, J., Frohwein, M. (Hrsg.) (1999), Pflegelexikon, Wiesbaden

Georg, J., Löhr – Stankowski, R. (1995), Pflegediagnosen, Entwicklung – Gegenstand – Bedeutung, IN: Die Schwester/Der Pfleger Jg.34, H. 2 S.128 – 134

Giese, C. (1998) Pflegeethik – Reise ins Ungewisse. IN: Dr. med. Mabuse, HJg. 23, H. 114, S. 49 – 55

Gille, G. (1999), Qualifizierung für die Funktionsdienste, IN: Die Schwester/Der Pfleger Jg. 38, H. 2, S. 102 – 106

Gilligan, C. (1988) Die andere Stimme. Lebenskonflikte und Moral der Frau. München

Giovanni, J. (1988), Kritisches Handbuch der Psychiatrie. Frankfurt am Main

Gordon, M. (1998) Handbuch Pflegediagnosen. Wiesbaden

Großmann, H. (1997), Die Kammer – Schreckgespenst oder notwendiges Professionalisierungsinstrument, IN: Pflege Aktuell Jg.51, H. 2 S. 106 – 109

Hamm, K., Stefan, C. (1999), Arbeitszufriedenheit und Leistung sind steigerungsfähig, IN: Die Schwester/Der Pfleger, Jg. 38, H. 6, S. 510 – 513

Harig, C. (1995) Psychiatrie. 2. neubearb. Auflage. Stuttgart; New York

Harms, K. (1996), Professionalisierung und Qualitätssicherung, IN: Die Schwester/Der Pfleger Jg. 35, H. 2, S. 160 – 165

Heinz, W.R. (1993) Einführung in die berufliche Sozialisation. Fachbereich Erziehungs-, Sozial- und Geisteswissenschaften. Berufs- und Wirtschaftspädagogik. Fernuniversität – Gesamthochschule in Hagen. Hagen

Hobmair, H. (Hrsg.) (1994) Pädagogik. Köln; München

Höffe, O. (Hrsg.) (1997), Lexikon der Ethik, 5., neubearb. und erw. Aufl., München

Hollick, J. (1996), Pflegerische Gruppenarbeit in der Psychiatrie. IN: Psych. Pflege Heute. Jg. 2, H. 1, S. 11 – 21

Hoffmann, R. U. (1993) Ethik in der Pflege. . IN: Pflege Aktuell, Jg. 43, H. 12, S. 720 – 721

Hoffmann, R. U. (1993) Ethisches Dilemma in der häuslichen Krankenpflege. IN: Pflege Aktuell, Jg. 43, H. 12, S. 722 – 723

Hofmann, I. (1995) Ethisches Handeln in der Pflege. Überlegungen zur Notwendigkeit einer Pflege – Ethik. IN: Pflege Aktuell Jg. 49, H.6, S. 444 – 446

Hohendorf, G. (1998) Engagiert und nachdenklich. Menschen mit Behinderungen in der biomedizinischen Forschung und Praxis. IN: Dr. med. Mabuse, Jg. 23, H. 113, S. 24 – 25

Horn, G. (2000) Wissen, Bildung Lernen im Internet, Informationen für Beruf und Schule – gezielt finden, Ulm

Huber, G. (1999), Psychiatrie. Lehrbuch für Studium und Weiterbildung. Stuttgart;

Hug, H. (1988), Die Zukunftspflege in der Psychiatrie, Aarau

Josch, L., Paulus, R. (1997), Aspekte der Pflege im Nationalsozialismus bezogen auf den Umgang mit ethischen und moralischen Grundsätzen in der heutigen Pflege. Abschlussarbeit bfw, Weiterbildungslehrgang „Leitung des Pflegedienstes", Saarbrücken. Einsehbar im Hilde-Steppe-Archiv in Frankfurt

Juchli, L. (1979) Allgemeine und spezielle Krankenpflege. Ein Lehr- und Lernbuch. Stuttgart, New-York

Juchli, L.(1991) Krankenpflege. Praxis und Theorie der Gesundheitsförderung und Pflege Kranker. 6. überarbeitete und erweiterte Auflage. Stuttgart, New-York

Käppeli, S. (1988), Moralisches Handeln und berufliche Unabhängigkeit in der Krankenpflege. IN: Pflege, Jg. 1, H. 1, S.20 – 27

Kaschel, M. (1989), Psychiatrie – Enquete. Auswirkungen auf die Versorgung der Patienten und die Situation des Pflegepersonals. IN: Krankenpflege, Jg. 43, H. 10, S. 491 - 498

Kauder, V. (1999), Personenzentrierte Hilfen in der psychiatrischen Versorgung. Psychosoziale Arbeitshilfen, Band 11. Bonn

Kellnhausen, E. (1994), Krankenpflegekammer und Professionalisierung der Pflege, Melsungen

Kersting, F.W., Treppe, K. Walter, B. (1993) Nach Hadamar: zum Verhältnis von Psychiatrie und Gesellschaft im 20. Jahrhundert. Paderborn

Kesselring, A. (1991) Pflege wider den Willen des Patienten. Eine ethisch – moralische Fragestellung. IN: Pflege, Jg. 4, H. 3. S. 195 – 198

Klafki, W.(1985), Neue Studien zur Bildungstheorie und Didaktik. Weinheim

Klee, E. (1985) „Euthanasie" im NS – Staat. Die „Vernichtung lebensunwerten Lebens". Frankfurt am Main.

Klie, T. (1997), Pflegeversicherung – Sicherung oder Gefährdung professioneller Pflege, IN: Die Schwester/Der Pfleger Jg. 36, H. 2, S. 108 – 111

Kling – Kirchner, C. (1994), Zur Professionalisierung der Pflege, IN: Pflegezeitschrift Jg.47, H. 10, S. 2 – 11, Beilage Berufspolitik

Knuf, A. Gartelmann, A. (Hrsg.) (1997), Bevor die Stimmen wieder kommen. Vorsorge und Selbsthilfe bei psychotischen Krisen. Bonn

Knuf, A., Seibert, U. (2000) Selbstbefähigung fördern – Empowerment und psychiatrische Arbeit. Bonn

Koga, C. (1996) Ich möchte eigentlich noch zehn Jahre nicht kommen. Die pflegerische Beziehung als Basis für den Eintritt ins Altenheim, IN: Altenpflege Forum, Jg. 4 H. 2, S. 34 –42

Kohlberg, L. (1974), Zur kognitiven Entwicklung des Kindes. Frankfurt.

Kohlberg, L. (1996), Die Psychologie der Moralentwicklung. Frankfurt

Köhler, A.(1990), Die pflegerische Beziehung in der Psychiatrie, IN: Krankenpflege, 44. Jg., H. 10, S.521 – 526

Kors, B., Seunke, W. (1997), Gerontopsychiatrische Pflege. Berlin; Wiesbaden

Krampe, E.M. (1989) Erste Internationale Pflegeforschungskonferenz in der Bundesrepublik Deutschland am 7. und 8.9.1989, Pflegeforschung für professionelle Pflege, IN: Krankenpflege, Jg. 43, H.7/8 S. 486 – 488

Krampe, E.M. (1991), Psychische Gesundheit – Aufgaben der Pflege, Zum Stand der psychiatrisch/psychischen Gesundheitspflege, IN Krankenpflege,. Jg. 45, H. 5, S.262 - 263

Krampe, E. M., Münster, W. (1992) „Ethik und Pflege" Ein Fachgespräch in Essen. IN: Pflege Aktuell, Jg. 46, H. 3, S.149 – 151

Krampe, E.M. (1993) Perspektiven psychiatrischer Pflege: Professionalisierung, IN: Pflege Aktuell, 47. Jg., H. 12, S.742 – 743

Kretschmer, E. (1967), Körperbau und Charakter. Berlin

Kruse, T. (1994) Ethik und Berufsverständnis der Pflegeberufe. Berlin u.a.

Lamnek, S. (1971), Theorien abweichenden Verhaltens. München

Laga, G. (1995) Pflegeethik – Ein Überblick über die Diskussion im angelsächsischen Bereich. IN: PflegePädagogik, Jg.5, H. 3, S.12 – 15

Leonhard, K. (1968), Aufteilung der endogenen Psychosen, 4. Auflage, Berlin

LoBiondo-Wood, G., Haber, J. (1996), Pflegeforschung: Methoden, kritische Einschätzung und Anwendungen, Berlin; Wiesbaden

May, J. u.a. (1991), „Euthanasie" in den staatlichen Heilanstalten Zwiefalten und Schussenried. Zwiefalten.

Maneros, A. (1989) Schizoaffektive Psychosen. Diagnose, Therapie und Prophylaxe. Berlin u.a.

Meyer, B. (1999/1) Psychose – Seminare – Fortbildung aus erster Hand. IN: Psych. Pflege Heute Jg.5 H. 2 S. 106 – 111

Meyer, B. (1999/2) Psychiatrische Hilfen einheitlich gestalten. IN: Die Schwester/Der Pfleger Jg. 36, H. 9, S. 773 – 776

Meyer, B. (1997) Fallbesprechungen in der psychiatrischen Fortbildung, IN: Die Schwester/Der Pfleger Jg. 36, H. 11, S. 906 – 911

Meyer, B. (1996) Pädagogik als Bezugswissenschaft der Pflege. IN: Die Schwester/Der Pfleger, Jg.35, H. 7, S. 585 – 593

Meyer, B. (1993) Pflegekonzepte in der Psychiatrie. IN: die Schwester/Der Pfleger 32.Jg. H.10, S.864 – 867

Meyer, B. (1993) Psychiatrische Pflege und Pflegeforschung, Der psychiatrische Patient aus der pflegerischen Perspektive, IN: die Schwester/Der Pfleger 32.Jg. H.4, S.320 – 325

Mosher, P. (1994) Dabeisein – Das Manuell in der Praxis der Soteria. Bonn

Moust, J.H.C., Bouhuijs, P.A.J., Schmidt, H.G. (1983) Probleemgestuurd leren. Noordhoff. Nicht autorisierte Übersetzung von Grevelt, L. (1993) Gifhorn

Neumann, B. (1982), The Neumann systems model: applikation to nursing education and practice, Norwalk

Nohl, H. (1961) Die pädagogische Bewegung in Deutschland und ihre Theorie. Frankfurt am Main

Norberg, A., Hirschfeld, M. (1995), Ethische Entscheidungen im Zusammenhang mit der Ernährung schwer dementer Patienten – Ein Vergleich zwischen Israel und Schweden. IN: Pflege, Jg. 8, H.1, S. 5 – 13

Orem, D. E. (1985) Nursing – Concepts of Practice, New – York; London; Hamburg

Orem, D. E. (1997) Strukturkonzepte der Pflegepraxis, Berlin; Wiesbaden

Orlando, I. J. (1996) Die lebendige Beziehung zwischen Pflegenden und Patienten, Bern u.a.

Pauleikhoff, B. (1986), Ideologie und Mord: Euthanasie bei „lebensunwerten" Menschen. Hürtgenwald

Peek, C. (1995), Warum gibt es Dienstkleidung, Beziehungsaspekte in der psychiatrischen Pflege, IN: Pflege Aktuell, 49.Jg., H. 10, S.670 – 672

Peplau, H. E. (1988), Interpersonal Relations in Nursing, Los Angeles

Peplau, H. E. (1995) Interpersonale Beziehungen in der Pflege, Basel; Eberswalde

Pieper, A. (1994) Einführung in die Ethik. Tübingen

Pieper, A. (1993) Aufstand des stillgelegten Geschlechts. Einführung in die feministische Ethik. Freiburg.

Prognos – Bericht (1991) Psychiatrische Versorgung im Saarland. Bericht für das Ministerium für Frauen, Arbeit Gesundheit und Soziales. Köln

Rau, F.S. (1996), Aktivitäten des täglichen Lebens in der Psychiatrie. IN: Psych. Pflege Heute. Jg. 2, H. 2, S. 73 – 79

Rau, F.S. (1993) Entwicklung der Weiterbildung für Psychiatrische Krankenpflege. IN: Deutsche Krankenpflegezeitschrift Jg. 46, H. (Beilage Dokumentation Aus- und Fortbildung) S. 2 – 7.

Rave-Schwank, M, Winter-v.Lersner, C. (1980) Psychiatrische Krankenpflege. Eine praktische Einführung für Schwestern und Pfleger. 3., bearbeitete Auflage. Stuttgart

Rehbock, E. (2000), Braucht die Pflege eine eigene Ethik? IN: Pflege, Jg. 13, H. 5, S. 280 – 289

Reimann, R. (1990), Berufs- und Fortbildungsentwicklung in den letzten 20 Jahren, IN: Krankenpflege Jg. 44, H. 7/8, S.380 – 383

Remmers, H. (2000), Pflegerisches Handeln – Wissenschafts- und Ethikdiskurse zur Konturierung der Pflegewissenschaft, Bern u.a.

Remmers, H. (1997), Normative Dimensionen pflegerischen Handelns – Zur ethischen Relevanz des Körpers. IN: Pflege, Jg. 10, H. 5, S. 279 – 284

Ringel, E. (1976), Selbstmord – Appell an die anderen. Eine Hilfestellung für Gefährdete und ihre Umwelt. Mainz

Robert – Bosch – Stiftung (Hrsg) (1992), Pflege braucht Eliten. Denkschrift der Kommission der Robert – Bosch – Stiftung zur Hochschulausbildung der Lehr- und Leitungskräfte in der Pflege; mit systematischer Begründung und Materialien. Gerlingen.

Rogers, C. R. (1992) Die klientenzentrierte Gesprächspsychotherapie, Client-Centered Therapy, Frankfurt am Main

Roper, N. , Logan, W.W., Thierney A.J. (1980) Elemente der Krankenpflege, Basel

Rüttler, H. (Hrsg.) (1994), Pflege gestern und heute. Handbuch für Unterrichtsvorbereitung und Studium. Brake/Unterweser

Sandfort, T. (1997) Die zukünftige Rolle der psychiatrischen Pflege. IN: Die Schwester/Der Pfleger, Jg. 36, H. 5, S.402 – 405

Sauter, D., Richter, D. (Hrsg.) (1999), Experten für den Alltag. Professionelle Pflege in psychiatrischen Handlungsfeldern. Bonn

Schädle – Deininger, H., Wolff, S., Walter, G. (Hrsg) (2000), Wegbeschreibungen. DENK – Schrift über psychiatrisch – pflegerisches Handeln, Frankfurt am Main

Schädle – Deininger, H. Villinger, U. (1996), Praktische Psychiatrische Pflege. Arbeitshilfen für den Alltag. Bonn

Schädle – Deininger, H. (Hrsg) (1990), Pflege, Pflege – Not, Pflege – Not – Stand. Entwicklungen der psychiatrischen Pflege. Bonn

Schilder, E.J. (1988) Patienten anbinden? Eine Untersuchung über Anwendung von Fixationsmitteln in der Pflege. IN: Pflege, Jg.1, H. 2, S. 112 - 119

Schoeck, H. (1979), Soziologisches Wörterbuch, 10. Auflage, Freiburg; Basel; Wien

Schreiner, P. W. (1996) Handeln begründen. IN: Dr. med. Mabuse, Jg. 21, H. 99, S. 37 – 41

Schreiner, P.W. (1991), Ethik und Berufsidentität in der Pflege – Die Innenseite des Pflegenotstandes. IN: Pflege, Jg. 4, H. 1, S. 4 – 12

Schröck, R. (1997) Des Kaisers neue Kleider. Bedeutung der Pflegetheorien für die Entwicklung der Pflegetheorien in Deutschland. Eröffnungsvortrag gehalten auf der Internationalen Konferenz Pflegetheorien vom 10 – 12. April 1997 in Nürnberg. Veröffentlicht in Dr. med. Mabuse, Jg. 22, Heft 107.

Schröck, R. (1996) Menschliches Miteinander in pflegerischen Beziehungen, IN: Pflege Aktuell, Jg. 50, H. 11, S.724 – 729

Schröck, R. (1995), Zum moralischen Handeln in der Pflege. IN: Pflege, Jg. 8, H. 4. S. 315 – 323.

Schröder, B. (1993) Ethik im Alltag. IN: Pflege Aktuell, Jg. 43, H. 12, S. 724 – 726

Schulte, W., Tölle, R. (1977), Psychiatrie, 4. überarbeitete Auflage, Berlin; Heidelberg; New-York

Schulz von Thun, F. (1983, 1985, 2000), Miteinander reden: Störungen und Klärungen. Psychologie der zwischenmenschlichen Kommunikation. Reinbeck bei Hamburg (1983/1985), Augsburg (2000)

Schwert, R. (1998) Eine Ethik für die Altenpflege, Bern; Göttingen; Toronto; Seattle

Schwochert, B. (1994), Kammer für Pflegeberufe, IN: Pflege Aktuell, Jg. 48 H. 9, S. 530 – 532

Siegenthaler, H. (1983) Anthropologische Grundlagen zur Erziehung Geistig Schwerstbehinderter, Bern

Singer, P. (1984), Praktische Ethik, Stuttgart

Sinkkonen, S./ Hornets, K. (Hrsg.) (1995), Kranken- und Gesundheitspflege in Finnland und Deutschland, Frankfurt am Main

Soeffner, H.G. (1983) Alltagsverstand und Wissenschaft. Fernuniversität – Gesamthochschule Hagen. Fachbereich Erziehungs-, Sozial- und Geisteswissenschaften. Hagen

Steppe, H. (Hrsg.) (1993), Krankenpflege im Nationalsozialismus. 7. völlig neu überarb. und erw. Aufl.. Frankfurt am Main

Steppe, H. (1990), Krankenpflege im Wandel, Von der Berufung zum Beruf – vom Dienen zur Dienstleistung, IN: Krankenpflege Jg.44, H. 1, S.11 – 15

Strasser, P. (1994) Die Grenzen der Liebesethik. Teil II IN: Pflege Aktuell, Jg. 48, H. 1, S. 29 – 35

Strasser, P. (1993) Die Grenzen der Liebesethik. Teil I IN: Pflege Aktuell, Jg.47, H. 12, S. 727 – 729

Täschner, K. L., Frießem, D. H. (1988), Psychiatrische Krankheitsbilder, Freiburg im Breisgau

Taubert, J. (1992), Pflege auf dem Weg zu einem neuen Selbstverständnis: berufliche Entwicklung zwischen Diakonie und Patientenorientierung, Frankfurt/Main

Theunissen, G. (1997) Pädagogik bei geistiger Behinderung und Verhaltensauffälligkeiten, 2. Überarb. Aufl. Bad Heilbrunn

Theunissen, G., Plaute, W. (1995) Empowerment und Heilpädagogik. Ein Lehrbuch. Freiburg im Breisgau

Thimm, W.(1990), Das Normalisierungsprinzip – Eine Einführung, 4. Auflage, Marburg

Thimm, W.(1984), Das Normalisierungsprinzip – Eine Einführung, Marburg

Thiroux, J. (1990), Ethics, Theory and Practice. New York

Townsend, M. S. (1998) Pflegediagnosen und Maßnahmen für die psychiatrische Pflege: Handbuch zur Pflegeplanerstellung, Bern; Göttingen; Toronto; Seattle

Tschudin, V. (1988), Ethik in der Krankenpflege, Basel

Villinger, U. (1999) Die unsichtbare Seite der Pflege. Qualitätsmerkmale psychiatrischer Pflege auf einer Station. IN: Dr. med. Mabuse, Jg. 24, H. 117, S. 35 – 38

Wanner, B. (1993), Lehrer zweiter Klasse? Historische Begründung und Perspektiven der Qualifizierung von Lehrerinnen und Lehrern der Pflege, 2. Aufl./ überarbeitet und erweitert von Claudia Bischoff, Frankfurt am Main; Berlin; Bern; New-York; Paris; Wien

Watzlawick, P., Weakland P. (1997) Interaktion, Menschliche Probleme und Familientherapie, München

Watzlawik, P. (1991), Vom Schlechten des Guten, oder Hekates Lösungen. München; Zürich

Watzlawik, P. (1990), Anleitung zum Unglücklichsein. München; Zürich

Watzlawik, P. (1988), Die Unsicherheit unserer Wirklichkeit. München

Watzlawik, P. (Hrsg.) (1985), Die erfundene Wirklichkeit. Wie wir wissen, was wir zu wissen glauben. Beiträge zum Konstruktivismus. München; Zürich

Watzlawik, P. (1978), Wie wirklich ist die Wirklichkeit. Wahn, Täuschung, Verstehen. Zürich

Weidner, F.(Hrsg.) (1999) Pflegeforschung praxisnah. Beispiele aus verschiedenen Handlungsfeldern. Frankfurt am Main

Weiterbildungs- und Prüfungsverordnung (1995) zu Fachkrankenschwestern und – pflegern, Fachkinderkrankenschwestern und-pflegern, Fachaltenpflegerinnen und – pflegern in der Psychiatrie (weiVPsy) IN. Gesetz und Verordnungsblatt für das Land Nordrhein-Westfalen - Nr. 33 vom 28.April 1995

Werner, W. (Hrsg.) (1998), Auflösung ist machbar. Vom Großkrankenhaus zur Dezentralisierung. Bonn.

Westfälische Klinik für Psychiatrie <Lippstadt> (Hrsg.) (1990), Die Heil und Pflegeanstalt Eikelborn in der Zeit des Nationalsozialismus: Anstaltsalltag, Zwangssterilisation, Eutanasie. Lippstadt.

Widmer, E. (1979), Zum Selbstverständnis der psychiatrischen Krankenpflege in der Schweiz, IN: Krankenpflege, 72. Jg. S.207 – 210, Bern

Wienberg, G., Sibum, B. (1997) Psychoedukative Therapie schizophren Erkrankter – Einordnung und Überblick. IN: Wienberg, G. (Hrsg.) Schizophrenie zum Thema machen. 2. überarbeitete Auflage. Bonn

Wittneben, K. (1991), Pflegekonzepte in der Ausbildung zur Pflegelehrkraft: über Voraussetzungen und Perspektiven einer kritisch-konstruktiven Didaktik der Krankenpflege, Frankfurt am Main u. a.

Wittram, A. (1996) Verantwortlich handeln lernen, IN: PflegePädagogik, Jg.6, H.2, S. 14 – 20

Wunder, M. (2000) Große Erwartungen. Enquete – Kommission zur Bioethik gestartet. IN: Dr. med. Mabuse Jg.25, H. 126, S. 9 – 10

Zehentbauer, J. (1992), Chemie für die Seele. Psyche, Psychopharmaka und alternative Heilmethoden. Frankfurt am Main.

Zimmermann, M. (1998), Ethik und Krankenpflege. Ein Beitrag zur Krankenpflegeausbildung. IN: Pflege, Jg. 11, H. 4, S. 219 – 223

Zubin, J., Spring, B. (1977) Vulnerability – a new view of schizophrenia. IN: Journal of Abnormal Psychology, Jg. 86, S. 103 - 126

Anhang 1: Fragebogen

1. Persönliche Daten:

1.1 Geschlecht:

w : O
m : O

1.2 Alter :

20 - 30   O
31 – 40   O
41 - 50   O
über 50   O

1.3 Dauer der Berufstätigkeit nach der Ausbildung:

bis 5 Jahre   O
6 – 15 Jahre   O
mehr als 15 Jahre O

1.4 Dauer der psychiatrischen Tätigkeit:

bis 5 Jahre   O
6 – 15 Jahre   O
mehr als 15 Jahre O

1.5 Berufsausbildung:

Krankenpflege/Kinderkrankenpflege   O
Altenpflege   O
Heilerziehungspflege   O
Sonstige   O

1.6 Sonstige Fachausbildung(en):   ja O,   Nein O

wenn ja, welche: ________________________________

1.7 Funktion: ________________________________

1.8 Tätigkeitsbereich: ________________________________

<u>**1.9 Arbeitszeit:**</u>

Vollzeit   O
Teilzeit unter 50%   O
50% bis 75%   O
über 75% unter 100% O

Bitte kreuzen Sie bei folgenden Aussagen die Aussage an, die für Sie in ihrer alltäglichen Arbeit am ehesten zutrifft!

<u>**2.1 Psychiatrische Pflege ist Teamarbeit:**</u>

2.1.1 trifft voll zu   O
2.1.2 trifft in der Regel zu   O
2.1.3 unterschiedlich   O
2.1.4 trifft eher nicht zu   O

<u>**2.2 Auf therapeutische Entscheidungen hat das pflegerische Team großen Einfluss:**</u>

2.2.1 trifft voll zu   O
2.2.2 trifft in der Regel zu   O
2.2.3 unterschiedlich   O
2.2.4 trifft eher nicht zu   O

<u>**2.3 Patientenorientierung hat in der psychiatrischen Arbeit eine große Bedeutung:**</u>

2.3.1 trifft voll zu   O
2.3.2 trifft in der Regel zu   O
2.3.3 unterschiedlich   O
2.3.4 trifft eher nicht zu   O

<u>Patientenorientierung bedeutet für mich:</u>

<u>**2.4 Die Wünsche und Bedürfnisse der Patienten zu respektieren und in seinem Sinne zu handeln**</u>

2.4.1 trifft voll zu   O
2.4.2 trifft in der Regel zu   O
2.4.3 unterschiedlich   O
2.4.4 trifft eher nicht zu   O

<u>**2.5 Seine/Ihre Problematik verstehen zu lernen und gemeinsame Lösungen zu finden:**</u>

2.5.1 trifft voll zu   O
2.5.2 trifft in der Regel zu   O
2.5.3 unterschiedlich   O

2.5.4 trifft eher nicht zu   O

2.6 Mit ihm/ihr gemeinsame Strategien zu entwickeln um im Alltag zurecht zu kommen:

2.6.1 trifft voll zu   O
2.6.2 trifft in der Regel zu   O
2.6.3 unterschiedlich   O
2.6.4 trifft eher nicht zu   O

2.7 Ich betrachte mich als PartnerIn der PatientInnen im therapeutischen Prozess:
2.7.1 trifft voll zu   O
2.7.2 trifft in der Regel zu   O
2.7.3 unterschiedlich   O
2.7.4 trifft eher nicht zu   O

2.8 Meine Aufgabe im therapeutischen Geschehen ist es auch, die PatientInnen vor unangemessenen Anforderungen durch andere am therapeutischen Prozess Beteiligte zu schützen:

2.8.1 trifft voll zu   O
2.8.2 trifft in der Regel zu   O
2.8.3 unterschiedlich   O
2.8.4 trifft eher nicht zu   O

Nachfolgend finden Sie zwei Fallbeispiele aus der psychiatrischen Pflegepraxis. Bitte lesen Sie die Fallbeispiele und beantworten Sie die darauf folgenden Fragen.

Fallbeispiel 1

Bitte lesen Sie das Fallbeispiel einmal durch und beantworten Sie dann die Fragen
auf der folgenden Seite.

Michaela, 17 Jahre alt, ist seit sechs Tagen in akuter psychiatrischer Behandlung.
Sie wurde eingewiesen, nachdem sie in einem Feinschmeckergeschäft zuerst einmal
alles Essbare ausprobierte und lautstark kommentierte. Nach der Aufforderung das
Geschäft zu verlassen, beschimpfte sie den Inhaber und die KäuferInnen und bewarf
sie mit Kaviar und Krabben. Die herbeigerufenen Polizisten beschimpfte, kratzte und
biss sie. Auf Station beschimpfte sie zuerst einmal alle ausgiebig, wurde aber nicht
tätlich und war auch bereit ein paar Tage zu bleiben „um Schwung in den Laden zu
bringen". Medikamente wollte sie aber auf keinen Fall nehmen. Die ersten beiden
Tage war sie sehr anstrengend, sie kam kaum zur Ruhe, hatte ständig neue Ideen,
die dann auch sofort umgesetzt wurden (umräumen, Betten abziehen u.v.m.) ohne
dass eine Aktivität zu Ende gebracht wurde. Sprache und Denken waren sprunghaft,
die Konzentrationsfähigkeit betrug maximal 10 sec. Nach drei Tagen wurde sie etwas
ruhiger, blieb aber sehr umtriebig. Die verbalen Beschimpfungen gegenüber dem
Team ließen deutlich nach, Opfer der Verbalattacken waren nun hauptsächlich der
Oberarzt und der Chefarzt, die „Weißkittel", (alle anderen trugen Zivilkleidung). Ab
dem vierten Tag konnten ihre beiden Bezugspersonen, denen sie auf Schritt und Tritt
folgte, kurze Gespräche mit ihr führen. Auch gelang es Michaela abzulenken und zu
beschäftigen indem sie überall hin mitgenommen wurde. So erfuhren wir auch, dass
der Aufnahme ein Streit mit ihrem Vater, bei dem sie lebt, vor dessen Geschäftsreise
nach Kanada, vorausging. Was genau geschehen war, war allerdings nicht in Erfahrung zu bringen. Im Team wurde beschlossen, Michaela langsam wieder an die
Realität heran zu führen, ihr kleine Aufgaben zu übertragen und täglich drei feste
Termine, die sie einhalten sollte, auszumachen. Dabei sollte von Seiten des Teams
kein Druck auf sie ausgeübt werden. Dies wurde mit ihr besprochen und sie wählte
ihre Aufgaben selber aus, wobei sie überzeugt werden musste, sich nicht zuviel
zuzumuten. In den nächsten beiden Tagen ging das auch recht gut.
Schwierigkeiten gab es nur noch beim Erscheinen des Oberarztes (das Walroß, er
hatte, wie alle anderen auch, vom ersten Tag an seinen Spitznamen weg) und ganz
besonders beim Chefarzt (Dreiviertel Gott, „er hat auf seinem Kopf schon Platz
gemacht für den Heiligenschein"). Vor allem letzterer wurde von ihr wüst beschimpft
und auf Schritt und Tritt verfolgt. Gleiches geschah bei der Chefarztvisite heute
Morgen, worauf der Chefarzt eine Fixierung für eine Stunde„damit Du einmal zur
Ruhe kommst" anordnete.

Fragen:

3.1 Kennen Sie ähnliche Situationen aus Ihrer beruflichen Praxis?

3.1.1 Ich habe selber vergleichbare Situationen erlebt   O
3.1.2 Ich selber habe eine solche Situation noch nicht erlebt   O
3.1.3 Ich habe von vergleichbaren Situationen schon gehört   O

<u>3.2 Glauben Sie, dass vergleichbare Situationen in der Praxis vorkommen?</u>

3.2.1 Ich glaube, vergleichbare Situationen kommen öfter vor   O
3.2.2 Ich glaube, vergleichbare Situationen kommen selten vor   O
3.2.3 Ich glaube, vergleichbare Situationen kommen nicht vor   O

<u>Bitte stellen Sie sich Folgendes vor: Sie sind eine der Bezugspersonen von Michaela</u>

3.3 Wie fühlen Sie sich, wenn Sie diese Anordnung bekommen?

3.3.1 gut, die Anordnung ist in Ordnung und richtig   O
3.3.2 zwiespältig, die Anordnung ist aber verständlich   O
3.3.3 nicht so gut, die Anordnung gefällt mir nicht   O
3.3.4 schlecht, die Anordnung ist falsch   O

3.4 Wie würden Sie handeln?

3.4.1 Ich würde die Anordnung ausführen   O
3.4.2 Ich habe keine andere Wahl, als sie auszuführen   O
3.4.3 Ich würde versuchen, den Arzt umzustimmen, wenn das
      nicht gelingt, die Anordnung ausführen   O
3.4.3 Ich würde die Anordnung auf keinen Fall ausführen   O

3.5 Bitte begründen Sie kurz Ihre Entscheidung!

____

____

____

____

____

____

____

3.6 Was glauben Sie, würde in der psychiatrischen Praxis geschehen?

3.6.1 Die Anordnung würde ausgeführt   O
3.6.2 Die Anordnung würde nicht ausgeführt   O
3.6.3 Ich weiss es nicht   O

Fallbeispiel 2

Bitte lesen Sie das Fallbeispiel einmal durch und beantworten Sie dann die Fragen
auf der folgenden Seite.

Frau Müller, 41 Jahre alt, Universitätsabschluß, leitende Angestellte im Kulturbereich,
Diagnose Zyklothymie, ist uns seit acht Jahren bekannt. Seit dieser Zeit ist sie, in der
Regel im Zeitraum Juni/Juli, für drei bis fünf Wochen aufgrund einer manischen
Psychose in stationärer Behandlung. Auch die Aufnahmeumstände sind, mit Ausnahme der ersten Aufnahme, ähnlich. Z.B. entkleidete sie sich in der Fußgängerzone, führte einen Striptanz im Bahnhof auf oder versuchte, mit freiem Oberkörper,
den Verkehr auf einer großen Einfallstraße regeln. Beim ersten Mal kam sie freiwillig
in die Klinik, bestand aber darauf, keine Psychopharmaka zu nehmen. Nach knapp
vier Wochen, ohne medikamentöse Behandlung, konnte sie entlassen werden. Im
Entlassungsgespräch wurde ihr, auf ihr dringendes Bitten, zugesichert, dass bei
einer eventuellen Wiederaufnahme nur dann gegen ihren Willen Medikamente
verabreicht würden, wenn sie in einem lebensbedrohenden Zustand sei. Dies wurde
auch dokumentiert. Die nächsten sechs Aufnahmen wurden von anderen, viermal
von der Polizei, zweimal von Freunden veranlasst. Aufgrund unserer Erfahrungen
vom ersten Aufenthalt und der gemachten Zusage, gegen ihren Willen nicht medikamentös zu intervenieren, wurde bisher auf eine medikamentöse Behandlung
verzichtet. In den ersten fünf bis acht Tage zeigte sie eine „Lehrbuchsymptomatik",
was für das therapeutische Team, aber auch die anderen Patienten, sehr aufreibend
und anstrengend war. Danach klangen die manischen Symptome relativ schnell ab.
Frau Müller begann sich zu beschäftigen, nahm an Angeboten teil und war für
Gespräche zugänglich. Sie selbst bezeichnete ihre manischen Phasen als „mein
ganz persönlicher Urlaub vom Alltag". Für sie gehört die Psychose zu ihrem Leben,
sie ist wahrscheinlich auch wichtig für sie und das wurde vom therapeutischen Team
bisher akzeptiert.
Bei der jetzigen Aufnahme, der bisherige Oberarzt ist in Urlaub, ordnet der vertretende Oberarzt eine hochdosierte Behandlung, notfalls auch per Zwangsmedikation, an.
Er habe zu entscheiden und diese Entscheidung auch zu vertreten. Der „Teufelskreis" der jährlichen Aufnahme müsse endlich durchbrochen werden und außerdem
halte er den Zustand von Frau Müller für lebensbedrohlich, zumindest könne er es
werden.

Fragen:

4.1 Kennen Sie ähnliche Situationen aus Ihrer beruflichen Praxis?

4.1.1 Ich habe selber vergleichbare Situationen erlebt			O
4.1.2 Ich selber habe eine solche Situation noch nicht erlebt		O
4.1.3 Ich habe von vergleichbaren Situationen schon gehört		O

4.2 Glauben Sie, dass vergleichbare Situationen in der Praxis vorkommen?

4.2.1 Ich glaube, vergleichbare Situationen kommen öfter vor		O
4.2.2 Ich glaube, vergleichbare Situationen kommen selten vor		O
4.2.3 Ich glaube, vergleichbare Situationen kommen nicht vor		O

Bitte stellen Sie sich Folgendes vor: Sie sind eine der Bezugspersonen von Michaela

4.3 Wie fühlen Sie sich, wenn Sie diese Anordnung bekommen?

4.3.1 gut, die Anordnung ist in Ordnung und richtig			O
4.3.2 zwiespältig, die Anordnung ist aber verständlich			O
4.3.3 nicht so gut, die Anordnung gefällt mir nicht				O
4.3.4 schlecht, die Anordnung ist falsch					O

4.4 Wie würden Sie handeln?

4.4.1 Ich würde die Anordnung ausführen					O
4.4.2 Ich habe keine andere Wahl, als sie auszuführen			O
4.4.3 Ich würde versuchen, den Arzt umzustimmen, wenn das
        nicht gelingt, die Anordnung ausführen				O
4.4.3 Ich würde die Anordnung auf keinen Fall ausführen			O

4.5 Bitte begründen Sie kurz Ihre Entscheidung!

____

____

____

____

____

____

____

____

4.6 Was glauben Sie, würde in der psychiatrischen Praxis geschehen?

4.6.1 Die Anordnung würde ausgeführt					O
4.6.2 Die Anordnung würde nicht ausgeführt				O
4.6.3 Ich weiss es nicht							O

Anhang 2: Auswertung Berufsverständnis

Frage 2.1:   Psychiatrische Pflege ist Teamarbeit

	Anzahl	trifft voll zu	trifft in der Regel zu	unterschiedlich
Männer	42	21 / 50 %	16 / 38,1 %	5 / 11,9 %
bis 30	9	4 / 44,4 %	4 / 44,4%	1 / 11,2 %
31 – 40	24	10 / 41,7 %	10 / 41,7 %	4 / 16,6 %
über 40	9	7 / **77,8 %**	2 / 22,2 %	
bis 5 Jahre Beruf	13	5 / 38,5 %	6 / 46,2 %	2 / 15,3 %
6 – 15 Jahre Beruf	22	10 / 45,5 %	9 / 40,9 %	3 / 13,6 %
üb. 15 Jahre Beruf	7	6 / **85,7 %**	1 / 14,3 %	
bis 5 Jahre Psych.	17	7 / 41,2 %	8 / 47,1 %	2 / 11,7%
6 – 15 Jahre Psych	22	11 / 50 %	8 / 36,4 %	3 / 15,6 %
üb. 15 Jahre Psych	3	3 / **100%**		
Frauen	73	38 / 52,1 %	29 / 39,7 %	6 / 8,2 %
bis 30	17	10 / 58,8 %	6 / 35,3 %	1 / 5,9 %
31 – 40	30	15 / 50 %	11 / 36,7 %	4 / **13,3 %**
über 40	26	13 / 50 %	12 / 46,2 %	1 / 3,8 %
bis 5 Jahre Beruf	15	10 / 66,7 %	4 / 26,7 %	1 / 6,6 %
6 – 15 Jahre Beruf	39	19 / 48,7 %	15 / 38,5 %	5 / **12,8 %**
üb. 15 Jahre Beruf	19	9 / 47,4 %	10 / 52,6 %	
bis 5 Jahre Psych.	28	14 / 50 %	12 / 42,8 %	2 / 7,2 %
6 – 15 Jahre Psych	39	22 / 56,4 %	13 / 33,3 %	4 / 10,3 %
üb. 15 Jahre Psych	6	2 / 33,3 %	4 / 66,7 %	

Tabelle 9: Auswertung Teamarbeit

Frage 2.2:   Auf therapeutische Entscheidungen hat das pflegerische Team großen Einfluss

	Anzahl	trifft voll zu	trifft in der Regel zu	unterschiedlich	trifft eher nicht zu
Männer, gesamt	42	4 / **9,5 %**	16 / 38,1 %	19 / 45,2 %	3 / 7,1 %
bis 30	9	1 / 11,2 %	2 / 22,4 %	5 / 56 %	1 / 11,2 %
31 – 40	24	2 / 8,4 %	7 / 29,2 %	13 / 54,2 %	1 / 4,2 %
über 40	9	1 / 11,1 %	7 / 77,8 %	1 / 11,1 %	1 / 11,1 %
bis 5 Jahre Beruf	13	2 / 15,3 %	1 / 7,7 %	7 / 53,8 %	3 /23 %
6 – 15 Jahre Beruf	22		12 / 54,5 %	10 / 45,5 %	
üb. 15 Jahre Beruf	7	2 / 28,6 %	3 / 42,8 %	2 / 28,6 %	
bis 5 Jahre Psych.	17	2 / 11,7 %	3 / 17,6 %	9 / 52,9 %	3 / 17,6 %
6 – 15 Jahre Psych	22	2 / 9 %	10 / 45,5 %	10 / 45,5 %	

	Anzahl	trifft voll zu	trifft in der Regel zu	unterschiedlich	weiß nicht
üb. 15 Jahre Psych	3		3 /100 %		
Frauen, gesamt	73	13 / **17,8 %**	26 / 35,6 %	33 / 45,2 %	1 /1,4 %
bis 30	17	2 / 11,8 %	6 / 35,3 %	8 / 47 %	1 / 5,9 %
31 – 40	30	5 / 16,7 %	12 / 40 %	13 / 43,3 %	
über 40	26	6 / 23,1 %	8 / 30,7 %	12 / 46,2 %	
bis 5 Jahre Beruf	15	4 / 26,7 %	4 / 26,7 %	6 / 40%	1 / 6,6 %
6 – 15 Jahre Beruf	39	7 / 17,9 %	15 / 38,5 %	17 / 42,6 %	
üb. 15 Jahre Beruf	19	2 / 10,5 %	7 / 36,9 %	10 / 52,6 %	
bis 5 Jahre Psych.	28	5 / 17,9 %	8 / 28,5 %	15 / 53,6 %	
6 – 15 Jahre Psych	39	7 / 17,9 %	17 / 43,6 %	15 / 38,5 %	
üb. 15 Jahre Psych	6	1 / 16,7 %	2 /33,3 %	3 / 50%	

Tabelle 10: Auswertung Einfluss auf therapeutische Entscheidungen

Frage 2.3:   Patientenorientierung hat in der psychiatrischen Arbeit eine große Bedeutung

	Anzahl	trifft voll zu	trifft in der Regel zu	unterschiedlich
Männer	42	19 / 45,2 %	20 / 47,6 %	3 / 7,1 %
bis 30	9	5 / 55,6 %	4 / 44,4 %	
31 – 40	24	12 / 50 %	10 / 41,7 %	2 / 8,3 %
über 40	9	2 / 22,2 %	6 / 66,7 %	1 / 11,1 %
bis 5 Jahre Beruf	13	5 / 38,5 %	7 / 53,9 %	1 / 7,6 %
6 – 15 Jahre Beruf	22	10 / 45,5 %	11 / 50 %	1 / 4,5 %
üb. 15 Jahre Beruf	7	4 / 56,1 %	2 / 28,6 %	1 / **14,3 %**
bis 5 Jahre Psych.	17	7 / 41,2 %	9 / 52,9 %	1 / 5,9 %
6 – 15 Jahre Psych	22	11 / 50 %	10 / 44,8 %	1 / 5,2 %
üb. 15 Jahre Psych	3	1 / 33,3	1 / 33,3 %	1 / **33,3 %**
Frauen	73	43 / 58,9 %	25 / 34,2 %	5 / 6,8 %
bis 30	17	11 / 64,8 %	4 / 23,5	2 / **11,8 %**
31 – 40	30	18 / 60 %	10 / 33,3 %	2 / 6,7 %
über 40	26	14 / 53,8 %	11 / 42,4 %	1 / 3,8 %
bis 5 Jahre Beruf	15	10 / 66,7 %	4 / 26,7 %	1 / 6,6 %
6 – 15 Jahre Beruf	39	23 / 59 %	15 / 38,4 %	1 / 2,6 %
üb. 15 Jahre Beruf	19	10 / 52,6 %	6 / 31,6 %	3 / **15,8 %**
bis 5 Jahre Psych.	28	15 / 53,6 %	12 / 42,8 %	1 / 3,6 %
6 – 15 Jahre Psych	39	24 / 61,5 %	11 / 28,2 %	4 / **10,3 %**
üb. 15 Jahre Psych	6	4 / 66,7 %	2 7 33,3 %	

Tabelle 11: Patientenorientierung in der psychiatrischen Pflege

Frage 2.4:   Patientenorientierung bedeutet für mich: Die Wünsche und Bedürfnisse des Patienten zu respektieren und in seinem Sinne zu handeln

	Anzahl	trifft voll zu	trifft in der Regel zu	unterschiedlich
Männer	42	21 / 50 %	19 / 45,2 %	2 / 4,8 %
bis 30	9	6 / 66,7 %	3 / 33,3 %	
31 – 40	24	12 / 50 %	11 / 45,8 %	1 /4,2%
über 40	9	3 / 33,3 %	5 / 55, 6 %	1 / **11,1 %**
bis 5 Jahre Beruf	13	8 / 61,5 %	5 / 38,5 %	
6 – 15 Jahre Beruf	22	10 / 45,5 %	11 / 50 %	1 / 4,5 %
üb. 15 Jahre Beruf	7	3 / 42,3 %	3 / 42,3 %	1 / **14,3 %**
bis 5 Jahre Psych.	17	9 / 52,9 %	7 / 41,2 %	1 / 5,9 %
6 – 15 Jahre Psych	22	10 / 45,5 %	11 / 50 %	1 / 4,5 %
üb. 15 Jahre Psych	3	2 / 66,7 %	1 / 33,3 %	
Frauen	73	35 / 47,9 %	28 / 38,4 %	10 / 13,6 %
bis 30	17	5 / 29,4 %	9 / 52,9 %	2 / 11,8 %
31 – 40	30	15 / 50 %	12 / 40 %	3 / 10 %
über 40	26	14 / 53,8 %	7 / 26,9 %	5 / **19,2 %**
bis 5 Jahre Beruf	15	6 /40 %	5 / 33,3 %	4 / **26,7 %**
6 – 15 Jahre Beruf	39	18 / 46,2 %	17 / 43,6 %	4 / 10,4 %
üb. 15 Jahre Beruf	19	11 / 57,9 %	6 / 31,5 %	2 / 10,6 %
bis 5 Jahre Psych.	28	13 /46,4 %	8 / 28,6 %	7 / **25 %**
6 – 15 Jahre Psych	39	17 /43,6 %	19 /48,7 %	3 / 7,7 %
üb. 15 Jahre Psych	6	5 / 83,3 %	1 / 16,7	

Tabelle 12: Wünsche respektieren und im Sinne des Patienten handeln

Frage 2.5:   Patientenorientierung bedeutet für mich: Seine/Ihre Problematik verstehen zu lernen und gemeinsame Lösungen zu finden

	Anzahl	trifft voll zu	trifft in der Regel zu	unterschiedlich
Männer	42	28 / 66,7 %	11 / 26,2 %	3 / 7,1 %
bis 30	9	7 / 77,8 %	2 / 22,2 %	
31 – 40	24	17 / 70,8 %	4 / 16,7 %	3 / **12,5 %**
über 40	9	4 / 44,4 %	5 / 55,6 %	
bis 5 Jahre Beruf	13	10 / 76,9 %	2 / 14,4 %	1 / 7,7 %
6 – 15 Jahre Beruf	22	14 / 63,6 %	7 / 31,8 %	1 / 4,5 %
üb. 15 Jahre Beruf	7	4 / 57,1 %	2 / 28,6 %	1 / **14,3 %**
bis 5 Jahre Psych.	17	12 / 70,6 %	3 / 17,6 %	2 / **11,8 %**
6 – 15 Jahre Psych	22	15 / 68,2 %	6 / 27,3 %	1 / 4,5 %
üb. 15 Jahre Psych	3	1 / 33,3 %	2 / 66,7 %	
Frauen	73	51 / 69,7 %	17 / 23,3 %	5 / 6,8 %
bis 30	17	12 / 70,6 %	4 / 23,5 %	1 / 5,9 %
31 – 40	30	20 / 66,7 %	8 / 26,7 %	2 / 6,6 %
über 40	26	19 / 73,1 %	5 / 19,2 %	2 / 7,7 %
bis 5 Jahre Beruf	15	11/ 73,3 %	3 / 20 %	1 / 6,7 %
6 – 15 Jahre Beruf	39	27 /69,2 %	9 / 23,1 %	3 / 7,7 %
üb. 15 Jahre Beruf	19	13 / 68,4 %	5 / 26,3 %	1 / 5,3 %
bis 5 Jahre Psych.	28	22 / 78,6 %	4 / 14,3 %	2 / 7,1 %
6 – 15 Jahre Psych	39	25 / 64,1 %	11 / 28,2 %	3 / 7,7 %
üb. 15 Jahre Psych	6	4 / 66,7 %	2 /33,3 %	

Tabelle 13: Die Problematik des Patienten verstehen lernen und gemeinsame Lösungen finden

Frage 2.6:   Patientenorientierung bedeutet für mich: Mit ihm/ihr gemeinsame Strategien zu entwickeln um im Alltag zu Recht zu kommen

	Anzahl	trifft voll zu	trifft in der Regel zu	unterschied-lich	trifft eher nicht zu
Männer	42	24 / 57,1 %	12 / 28,6 %	6 / 14,3 %	
bis 30	9	7 / 77,8 %	1 / 11,1 %	1 / 11,1 %	
31 – 40	24	14 / 58,3 %	6 / 25 %	4 / 16,7 %	
über 40	9	3 / 33,3 %	5 / 55,6 %	1 / 11,1 %	
bis 5 Jahre Beruf	13	7 / 53,8 %	3 / 23,1 %	3 / **23,1 %**	
6 – 15 Jahre Beruf	22	13 / 59,1 %	6 / 27,3 %	3 / 13,6 %	
üb. 15 Jahre Beruf	7	4 / 57,1 %	3 / 42,9 %		
bis 5 Jahre Psych.	17	8 / 47,1 %	4 / 23,5 %	5 / **29,4 %**	
6 – 15 Jahre Psych	22	14 / 63,6 %	7 / 31,8 %	1 / 4,5 %	
üb. 15 Jahre	3	2 /66,7 %	1 / 33,3 %		

Psych					
Frauen	73	53 / 72,6 %	17 / 23,3 %	2 / 2,7 %	1 / 1,4 %
bis 30	17	12 / 70,6 %	5 / 29,4 %		
31 – 40	30	21 / 70 %	9 / 30 %		
über 40	26	20 / 76,9 %	3 / 11,5 %	2 / 7,7 %	1 / 3,8 %
bis 5 Jahre Beruf	15	11 / 73,3 %	3 / 20 %	1 / 6,7 %	
6 – 15 Jahre Beruf	39	27 / 69,2 %	10 / 25,6 %	1 / 2,6 %	1 / 2,6 %
üb. 15 Jahre Beruf	19	15 / 78,9 %	4 / 21,1 %		
bis 5 Jahre Psych.	28	21 / 75 %	6 / 21,4 %	1 / 3,6 %	
6 – 15 Jahre Psych	39	28 / 71,8 %	9 / 23,1 %	1 / 2,6 %	1 / 2,6 %
üb. 15 Jahre Psych	6	4 / 66,7 %	2 / 33,3 %		

Tabelle 14: Alltagsstrategien entwickeln

Frage 2.7: Ich betrachte mich als PartnerIn des Patienten im therapeutischen Prozess

	Anzahl	trifft voll zu	trifft in der Regel zu	unterschied-lich	trifft eher nicht zu
Männer	42	21 / 50 %	19 / 45,2 %	2 / 4,8 %	
bis 30	9	3 / 33,3 %	5 / 55,6 %	1 / **11,1 %**	
31 – 40	24	14 /58,3 %	10 / 41,7 %		
über 40	9	4 / 44,4 %	4 / 44,4 %	1 / **11,1 %**	
bis 5 Jahre Beruf	13	6 /46,3 %	6 / 46,3 %	1 / 7,7 %	
6 – 15 Jahre Beruf	22	10 / 45,5 %	11 / 50 %	1 / 4,5 %	
üb. 15 Jahre Beruf	7	5 / 71,4 %	2 / 28,6 %		
bis 5 Jahre Psych.	17	8 / 47,1%	8 / 47,1 %	1 / 5,9 %	
6 – 15 Jahre Psych	22	10 / 45,5 %	11 / 50 %	1 / 4,5 %	
üb. 15 Jahre Psych	3	3 / 100 %			
Frauen	73	29 / 39,7 %	30 / 41,1 %	13 / 17,8 %	1 / 1,4 %
bis 30	17	9 / 52,9 %	5 / 29,4 %	2 / **11,8 %**	1 / **5,9 %**
31 – 40	30	11 / 36,7 %	12 / 40 %	7 / **23,3 %**	
über 40	26	9 / 34,6 %	13 / 50 %	4 / **15,4 %**	
bis 5 Jahre Beruf	15	10 / 66,7 %	2 / 13,3 %	3 / **20 %**	
6 – 15 Jahre Beruf	39	13 / 33,3 %	19 / 48,7 %	6 / **15,4 %**	1 / **2,6 %**
üb. 15 Jahre Beruf	19	6 / 31,6 %	9 / 47,4 %	4 / **21 %**	
bis 5 Jahre Psych.	28	12 / 42,8 %	11 / 39,3 %	4 / **14,3 %**	1 / **3,6 %**
6 – 15 Jahre Psych	39	15 / 38,5 %	15 / 38,5 %	9 / **23 %**	
üb. 15 Jahre Psych	6	2 /33,3 %	4 / 66,7 %		

Tabelle 15: PartnerIn im therapeutischen Prozess

Frage 2.8: Meine Aufgabe im therapeutischen Geschehen ist es auch, die PatientInnen vor unangemessenen Anforderungen durch andere am therapeutischen Prozess Beteiligte zu schützen.

	Anzahl	trifft voll zu	trifft in der Regel zu	unterschied-lich	trifft eher nicht zu
Männer	42	17 / 40,5 %	12 / 28,6 %	13 / 30,9 %	
bis 30	9	3 / 33,3 %	2 / 22,2 %	4 / **44,4 %**	
31 – 40	24	9 / 37,5 %	8 / 33,3 %	7 / 28,2 %	
über 40	9	5 / 55,6 %	2 / 22,2 %	2 / 22,2 %	
bis 5 Jahre Beruf	13	6 / 46,2 %	1 / 7,7 %	6 / **46,2 %**	
6 – 15 Jahre Beruf	22	7 / 31,8 %	10 / 45,5 %	5 / 22,7 %	
üb. 15 Jahre	7	4 / 57,1 %	1 / 14,3 %	2 / 28,6 %	

Beruf					
bis 5 Jahre Psych.	17	9 / 52,9 %	1 / 5,9 %	7 / **41,2 %**	
6 – 15 Jahre Psych	22	5 / 22,7 %	11 / 50 %	6 / 27,3 %	
üb. 15 Jahre Psych	3	3 / 100 %			
Frauen	73	35 / 47,9 %	21 / 28,8 %	13 / 17,8 %	4 / 5,5 %
bis 30	17	6 / 35,3 %	7 / 41,2 %	4 / 23,5 %	
31 – 40	30	15 / 50 %	9 / 30 %	5 / 16,7 %	1 / 3,3 %
über 40	26	14 / 53,8 %	5 / 19,2 %	4 / **15,4 %**	3 / **11,5 %**
bis 5 Jahre Beruf	15	9 / 60 %	4 / 26,7 %	2 / 13,3 %	
6 – 15 Jahre Beruf	39	18 /46,2 %	12 / 30,8 %	7 / 17,9 %	2 / 5,1 %
üb. 15 Jahre Beruf	19	8 / 42,1 %	5 / 26,3 %	4 / **21,1 %**	2 / **10,5 %**
bis 5 Jahre Psych.	28	14 / 50 %	9 / 32,1 %	4 / 14,3 %	1 / 3,6 %
6 – 15 Jahre Psych.	39	17 / 43,3 %	10 / 25,6 %	9 / **23,1 %**	3 / **7,7 %**
üb. 15 Jahre Psych.	6	4 / 66,7 %	2 / 33,3 %		

Tabelle 16: Vor unangemessenen Anforderungen durch andere schützen

Anlage 2.1: Auswertung der Fragen zu den Fallbeispielen

Tabellen 17 - 18

Fragen 3.1 – 3.6		3.1.1	3.1.2	3.1.3	3.2.1	3.2.2	3.2.3	3.3.1	3.3.2	3.3.3	3.3.4	3.4.1	3.4.2	3.4.3	3.4.4	3.6.1	3.6.2	3.6.3
Männer	42	27	7	8	24	18			4	16	22	2	1	22	17	33	4	5
bis 30	9	7	2		6	3			1	4	4			4	4	8		1
31 – 40	24	13	3	8	13	11			2	8	14	1		15	8	19	2	3
über 40	9	7	2		5	4			1	4	6	1	1	3	4	6	2	1
bis 5 J. Beruf	13	7	3	3	6	7			2	5	6	1		8	4	10		3
6 – 15 J. Beruf	22	16	2	4	17	5			1	10	11		1	13	8	18	4	
üb. 15 J. Beruf	7	4	2	1	1	6			1	1	5	1		1	5	5		2
bis 5 J. Psych.	17	10	5	2	5	7			2	7	7	1		9	7	15	1	1
6 – 15 J. Psych.	22	15	1	6	14	6			2	8	10	1		12	9	17	3	2
üb. 15 J. Psych.	3	2	1			3				1	2				2	1	2	
Frauen	73	46	11	16	45	27	1	1	4	28	40	1	3	49	20	39	8	26
bis 30	17	11	2	4	9	7	1			8	9			15	2	8	2	7
31 – 40	30	21	3	6	21	9		1	4	9	16	1	1	20	8	19	4	7
über 40	26	14	6	6	15	11				11	15		2	14	10	12	2	12
bis 5 J. Beruf	15	9	2	4	10	5				8	7		1	12	2	10		5
6 – 15 J. Beruf	39	25	5	9	23	15	1		3	14	22		1	28	10	18	6	15
üb. 15 J. Beruf	19	12	4	3	12	7		1	1	6	12	1	1	9	8	11	2	6
bis 5 J. Psych.	28	16	6	6	16	11	1		2	12	14		2	20	6	16	2	10
6 – 15 J. Psych.	39	26	5	8	25	14		1	1	15	23	1	1	26	11	19	6	14
üb. 15 J. Psych.	6	4		2	4	2			1	1	4			3	3	4		2

Tabelle 17: Auswertung Fallbeispiel 1

Fragen 4.1 – 4.6		4.1.1	4.1.2	4.1.3	4.2.1	4.2.2	4.2.3	4.3.1	4.3.2	4.3.3	4.3.4	4.4.1	4.4.2	4.4.3	4.4.4	4.6.1	4.6.2	4.6.3
Männer	42	18	17	7	25	17		1	5	18	18	2	4	25	11	28	4	10
bis 30	9	2	5	2	5	4		1	1	3	4	1	1	3	4	7		2
31 – 40	24	11	8	5	14	10			2	13	9	1	2	17	4	16	3	5
über 40	9	5	4		6	3			2	2	5		1	5	3	5	1	3
bis 5 J. Beruf	13	3	7	3	8	5		1	1	5	6	1	1	8	3	9	1	3
6 – 15 J. Beruf	22	10	8	4	13	9			3	11	4	1		5	1	5	1	1
üb. 15 J. Beruf	7	5	2		4	3			1	2	4	1		5	1	5	1	1
bis 5 J. Psych.	17	2	11	4	10	7		1	1	8	7	1	1	11	4	10	2	5
6 – 15 J. Psych.	22	13	6	3	13	9			4	9	9	1	3	12	6	16	1	5
üb. 15 J. Psych.	3	3			2	1				1	2			2	1	2	1	
Frauen	73	27	31	15	34	38	1		14	30	29	6	2	50	15	46	7	20
bis 30	17	45	10	2	8	8	1		4	6	7	2		12	3	9	1	7
31 – 40	30	11	14	5	13	17			6	14	10	2	1	21	6	22	3	5
über 40	26	11	7	8	13	13			4	10	12	2	1	17	6	15	3	8
bis 5 J. Beruf	15	5	6	4	6	8	1		2	7	6	1		12	2	8	2	5
6 – 15 J. Beruf	39	13	22	4	16	23			8	17	14	3	1	27	8	24	5	10
üb. 15 J. Beruf	19	9	3	7	12	7			4	6	9	2	1	11	5	14		5
bis 5 J. Psych.	28	8	14	6	10	17	1		6	12	10	2		24	2	18	3	7
6 – 15 J. Psych.	39	16	17	6	21	18			6	17	16	4	1	24	10	24	4	11
üb. 15 J. Psych.	6	3		3	3	3			2	1	3		1	2	3	4		2

Tabelle 18: Auswertung Fallbeispiel 2

Legende zu den Tabellen 17 und 18 :

3.1 (4.1) Kennen Sie ähnliche Situationen aus Ihrer beruflichen Praxis?

3.1.1 (4.1.1) Ich habe selber vergleichbare Situationen erlebt
3.1.2 (4.1.2) Ich selber habe eine solche Situation noch nicht erlebt
3.1.3 (4.1.3) Ich habe von vergleichbaren Situationen schon gehört

3.2 (4.2) Glauben Sie, dass vergleichbare Situationen in der Praxis vorkommen?

3.2.1 (4.2.1) Ich glaube, vergleichbare Situationen kommen öfter vor
3.2.2 (4.2.2) Ich glaube, vergleichbare Situationen kommen selten vor
3.2.3 (4.2.3) Ich glaube, vergleichbare Situationen kommen nicht vor

3.3 (4.3) Wie fühlen Sie sich, wenn Sie diese Anordnung bekommen?

3.3.1 (4.3.1) gut, die Anordnung ist in Ordnung und richtig
3.3.2 (4.3.2) zwiespältig, die Anordnung ist aber verständlich
3.3.3 (4.3.3) nicht so gut, die Anordnung gefällt mir nicht
3.3.4 (4.4.4) schlecht, die Anordnung ist falsch

3.4 (4.4) Wie würden Sie handeln?

3.4.1 (4.4.1) Ich würde die Anordnung ausführen
3.4.2 (4.4.2) Ich habe keine andere Wahl, als sie auszuführen
3.4.3 (4.4.3) Ich würde versuchen, den Arzt umzustimmen, wenn das nicht gelingt,
die Anordnung ausführen
3.4.4 (4.4.4) Ich würde die Anordnung auf keinen Fall ausführen

3.6 (4.6) Was glauben Sie, würde in der psychiatrischen Praxis geschehen?

3.6.1 (4.6.1) Die Anordnung würde ausgeführt
3.6.2 (4.6.2) Die Anordnung würde nicht ausgeführt
3.6.3 (4.6.3) Ich weiss es nicht

Anhang 3: Skript der offenen Fragen zu den Fallbeispielen

3.1   Argumente gegen die Durchführung der ärztlichen Anordnung in Fallbeispiel 1

3.2   Argumente für die Durchführung der ärztlichen Anordnung in Fallbeispiel 1

3.3   Argumente gegen die Durchführung der ärztlichen Anordnung in Fallbeispiel 2

3.4   Argumente für die Durchführung der ärztlichen Anordnung in Fallbeispiel 2

3.5   Argumente gegen die Durchführung der ärztlichen Anordnung in beiden Fallbeispielen

Anlage 3.1: Argumente gegen die Durchführung der Anordnung in Fallbeispiel 1

1. Vergleichbare Situationen habe ich schon erlebt und ich glaube sie kommen öfter vor. Bei dieser Anordnung fühle ich mich schlecht, sie ist falsch und ich würde sie auf keinen Fall ausführen, denn:

Dies hat mit Therapie nichts zu tun, es ist Willkür und Bestrafung.

Die Anordnung würde nicht ausgeführt.

Krankenschwester, 6 – 15 Jahre in der Psychiatrie, zwischen 30 und 40 Jahren alt

2. Vergleichbare Situationen habe ich schon erlebt und ich glaube sie kommen öfter vor. Bei dieser Anordnung fühle ich mich schlecht, sie ist falsch und ich würde sie auf keinen Fall ausführen, denn:

Die Ruhe kommt nicht Michaela zugute sondern dem Chefarzt. Bei Durchführung der Maßnahme wären Beziehungsprobleme vorprogrammiert. gute Compliance zu Michaela ist vorhanden, daher bin ich mir sicher dem Chefarzt auf andere Weise eine Stunde Ruhe zukommen zu lassen.

Die Anordnung würde ausgeführt.

Krankenpfleger, 6 - 15 Jahre in der Psychiatrie, zwischen 30 und 40 Jahre alt

3. Vergleichbare Situationen habe ich schon erlebt und ich glaube sie kommen öfter vor. Bei dieser Anordnung fühle ich mich schlecht, sie ist falsch und ich würde sie auf keinen Fall ausführen, denn:

Diese Anordnung stellt für mich eine Bestrafung dar. Es gibt andere Möglichkeiten das Umgangsverhalten der Patientin zu ändern

Ich weiss nicht, ob die Anordnung durchgeführt würde

Krankenschwester, >15 Jahre in der Psychiatrie, über 40 Jahren alt, Leitung

4. Vergleichbare Situationen habe ich schon erlebt und ich glaube sie kommen öfter vor. Bei dieser Anordnung fühle ich mich schlecht, sie ist falsch und ich würde sie auf keinen Fall ausführen, denn:

Eine Ausführung einer solch schwerwiegenden Maßnahme wie einer Fixierung aufgrund der möglicherweise gekränkten Eitelkeit eines Therapeuten würde ich in dieser Situation keinesfalls unterstützen oder gar ausführen.

Die Anordnung würde ausgeführt.

Krankenpfleger, bis 5 Jahre in der Psychiatrie, zwischen 30 und 40 Jahre alt

5. Vergleichbare Situationen habe ich schon erlebt und ich glaube sie kommen öfter vor. Bei dieser Anordnung fühle ich mich schlecht, sie ist falsch und ich würde sie auf keinen Fall ausführen, denn:

Weil die Anordnung falsch ist. Es ist eine einsame Entscheidung des Arztes ohne Rücksicht auf das Erleben von anderen Berufsgruppen.
Die Anordnung würde ausgeführt.
Krankenpfleger, bis 5 Jahre in der Psychiatrie, zwischen 20 und 30 Jahre alt

6. Vergleichbare Situationen habe ich schon erlebt und ich glaube sie kommen öfter vor. Bei dieser Anordnung fühle ich mich schlecht, sie ist falsch und ich würde sie auf keinen Fall ausführen, denn:
Die Anordnung vom Chefarzt würde die Patientin noch wütender machen und die Situation noch verschlimmern.
Die Anordnung würde ausgeführt.
Krankenschwester, bis 5 Jahre in der Psychiatrie, zwischen 20 und 30 Jahre alt

7. Vergleichbare Situationen habe ich noch nicht erlebt, aber glaube sie kommen öfter vor. Bei dieser Anordnung fühle ich mich schlecht, sie ist falsch und ich würde sie auf keinen Fall ausführen, denn:
Die Patientin ist minderjährig und als leitender Arzt muss ich über den Dingen stehen, oder ich bin dort falsch.
Die Anordnung würde ausgeführt.
Altenpfleger, bis 5 Jahre in der Psychiatrie, zwischen 30 und 40 Jahre alt

8. Vergleichbare Situationen habe ich noch nicht erlebt, aber glaube sie kommen öfter vor. Bei dieser Anordnung fühle ich mich schlecht, sie ist falsch und ich würde sie auf keinen Fall ausführen, denn:
Nur weil der Chefarzt persönlich gekränkt ist, ist das kein Grund zur Fixierung
Die Anordnung würde ausgeführt.
Krankenschwester, über 41 Jahre alt, bis 5 Jahre in der Psychiatrie

9. Vergleichbare Situationen habe ich schon erlebt, aber glaube sie kommen selten vor. Bei dieser Anordnung fühle ich mich schlecht, sie ist falsch und ich würde sie auf keinen Fall ausführen, denn:
Sie ist weder fremd noch eigengefährdet und es wirkt wie eine Bestrafung. Ich wäre aber genötigt die Fixierung beizubehalten und zu überwachen.
Die Anordnung würde ausgeführt.
Krankenpfleger, 30 - 40 Jahre alt, 6 - 15 Jahre in der Psychiatrie, Leitung

10. Von vergleichbaren Situationen habe ich schon gehört und ich glaube sie kommen öfter vor. Bei dieser Anordnung fühle ich mich nicht so gut, sie ist falsch und ich würde sie auf keinen Fall ausführen, denn:

Der Chefarzt war in seiner Ehre getroffen und wollte ihr mit der Anordnung der Fixierung seine Autorität zeigen.
Ich weiss nicht, ob die Anordnung durchgeführt würde
Altenpflegerin, über 40 Jahre alt, bis 5 Jahre in der Psychiatrie

11. Von vergleichbaren Situationen habe ich schon gehört aber ich glaube sie kommen selten vor. Bei dieser Anordnung fühle ich mich nicht so gut, sie ist falsch und ich würde sie auf keinen Fall ausführen, denn:
Der Chefarzt will für sich Ruhe haben und nicht für Michaela. Es gibt keinen Grund für eine Fixierung.
Die Anordnung würde ausgeführt.
Krankenpfleger, 30 - 40 Jahre alt, 6 - 15 Jahre in der Psychiatrie.

12. Von vergleichbaren Situationen habe ich schon gehört aber ich glaube sie kommen selten vor. Bei dieser Anordnung fühle ich mich nicht so gut, sie ist falsch und ich würde sie auf keinen Fall ausführen, denn:
Nach meiner Meinung besteht kein Anlass für eine Fixierung. Eher hat der Chefarzt ein Problem damit, dass er von Michaela beschimpft wird und sie deshalb ruhig stellen will.
Die Anordnung würde ausgeführt.
Altenpflegerin, 30 – 40 Jahre alt, bis 5 Jahre in der Psychiatrie

13. Vergleichbare Situationen habe ich noch nicht erlebt und ich glaube sie kommen selten vor. Bei dieser Anordnung fühle ich mich nicht gut, sie gefällt mir nicht, ich würde sie auf keinen Fall ausführen, denn:
Bei der Patientin liegt keine Eigen- oder Fremdgefährdung vor, die eine Fixierung rechtfertigen würde.
Ich weiss nicht, ob die Anordnung durchgeführt würde
Krankenpfleger, bis 5 Jahre in der Psychiatrie, zwischen 20 und 30 Jahre alt

14. Vergleichbare Situationen habe ich noch nicht erlebt und ich glaube sie kommen selten vor. Bei dieser Anordnung fühle ich mich nicht gut, sie gefällt mir nicht, ich würde sie auf keinen Fall ausführen, denn:
Eine Fixierung bedarf einer rechtlichen Grundlage, die in diesem Fall nicht gegeben ist.
Die Anordnung würde nicht ausgeführt
Altenpfleger, 6 -15 Jahre in der Psychiatrie, zwischen 30 und 40 Jahre alt, Leitung

15. Vergleichbare Situationen habe ich noch nicht erlebt und ich glaube sie kommen selten vor. Bei dieser Anordnung fühle ich mich nicht gut, sie gefällt mir nicht, ich würde sie auf keinen Fall ausführen, denn:

Es liegt keine Eigen – oder Fremdgefährdung als Begründung vor.
Ich weiss nicht, ob die Anordnung durchgeführt würde
Krankenpfleger, bis 5 Jahre in der Psychiatrie, über 40 Jahre alt, Leitung

16. Vergleichbare Situationen habe ich schon erlebt und ich glaube sie kommen öfter
vor. Bei dieser Anordnung fühle ich mich schlecht, sie ist falsch, ich würde sie auf
keinen Fall ausführen, denn:
*Bei der Patientin liegt keine Eigen- oder Fremdgefährdung vor, die eine Fixierung
rechtfertigen würde.*
Die Anordnung würde ausgeführt.
Krankenschwester, bis 5 Jahre in der Psychiatrie, zwischen 20 und 30 Jahre alt

17. Vergleichbare Situationen habe ich schon erlebt und ich glaube sie kommen öfter
vor. Bei dieser Anordnung fühle ich mich schlecht, sie ist falsch, ich würde sie auf
keinen Fall ausführen, denn:
*Die Patientin ist weder fremd noch eigengefährdet. Es gibt keine Indikation für eine
Fixierung. Dadurch würde man genau das Gegenteil erreichen.*
Die Anordnung würde ausgeführt.
Krankenschwester, 6 – 15 Jahre in der Psychiatrie, zwischen 30 und 40 Jahren alt

18. Vergleichbare Situationen habe ich schon erlebt und ich glaube sie kommen öfter
vor. Bei dieser Anordnung habe ich ein zwiespältiges Gefühl, sie ist aber verständlich, ich würde sie auf keinen Fall ausführen, denn:
*Es wäre Freiheitsberaubung nach § 237 STGB. Eine freiheitsentziehende Maßnah-
me muss eine Rechtsgrundlage haben. Fremdgefährdung ist hier nicht ersichtlich.*
Die Anordnung würde ausgeführt.
Krankenpfleger, 6 - 15 Jahre in der Psychiatrie, über 40 Jahre alt

19. Vergleichbare Situationen habe ich noch nicht erlebt aber ich glaube sie kommen
öfter vor. Bei dieser Anordnung fühle ich mich nicht gut, sie gefällt mir nicht, ich
würde sie auf keinen Fall ausführen, denn:
*Bei der Patientin liegt keine Eigen- oder Fremdgefährdung vor, die eine Fixierung
rechtfertigen würde. Die Bezugspersonen hätten sie beruhigen können. Sie hat im
Chefarzt wahrscheinlich den Vater gesehen.*
Ich weiss nicht, ob die Anordnung durchgeführt würde
Altenpflegerin, 6 -15 Jahre in der Psychiatrie, über 40 Jahre alt

20. Von vergleichbare Situationen habe ich schon gehört und ich glaube sie kommen
öfter vor. Bei dieser Anordnung fühle ich mich schlecht, sie ist falsch und ich würde
sie auf keinen Fall ausführen, denn:

Es besteht eine Vertrauensbasis, die Patientin ist in der Lage Absprachen einzuhalten und in der Zusammenarbeit mit der Bezugsperson wurden Fortschritte erzielt. Es besteht kein Anlass und keine Rechtfertigung für eine Fixierung.
Die Anordnung würde ausgeführt.
Krankenschwester, 6 - 15 Jahre in der Psychiatrie, zwischen 20 und 30 Jahre alt

21. Von vergleichbare Situationen habe ich schon gehört und ich glaube sie kommen selten vor. Bei dieser Anordnung fühle ich mich schlecht, sie ist falsch und ich würde sie auf keinen Fall ausführen, denn:
Wenn ich die Anordnung ausführen würde, zerstöre ich das Vertrauen, das mittlerweile aufgebaut wurde. Ich würde mich auf die Seite des Arztes stellen und das wäre ein Rückschritt für die bisherige Behandlung
Die Anordnung würde ausgeführt.
Krankenschwester, 6 – 15 Jahre in der Psychiatrie, zwischen 30 und 40 Jahren alt

22. Von vergleichbare Situationen habe ich schon gehört und ich glaube sie kommen selten vor. Bei dieser Anordnung fühle ich mich schlecht, sie ist falsch und ich würde sie auf keinen Fall ausführen, denn:
Die Patientin ist mittlerweile einigermaßen kooperativ, hat Vertrauen aufgebaut und selbiges wäre dahin.
Ich glaube die Anordnung würde nicht ausgeführt
Krankenpfleger, über 40 Jahre alt, > 15 Jahre in der Psychiatrie, Leitung

23. Von vergleichbare Situationen habe ich schon gehört und ich glaube sie kommen selten vor. Bei dieser Anordnung fühle ich mich schlecht, sie ist falsch und ich würde sie auf keinen Fall ausführen, denn:
Die Patientin, die bereits auf dem Weg ist, mit ihrer Manie besser umgehen zu können, würde durch die völlig überflüssige Fixierung wieder stark zurückgeworfen und aufgebracht. Sie sieht in der Arztbeziehung die Problematik mit ihrem Vater, die bisher nicht aufgearbeitet wurde. Die Patientin braucht Ruhe anderer Art, Verständnis um sich öffnen zu können, Empathie.
Ich weiss nicht, ob die Anordnung durchgeführt würde
Krankenschwester, über 40 Jahre alt, 6 – 15 Jahre in der Psychiatrie

24. Vergleichbare Situationen habe ich schon erlebt und ich glaube sie kommen öfter vor. Bei dieser Anordnung fühle ich mich schlecht, sie ist falsch und ich würde sie auf keinen Fall ausführen, denn:
Das aufgebaute Vertrauensverhältnis und die Beziehung wird dadurch gestört. Es liegt weder Eigen- noch Fremdgefährdung vor und es ist nicht meine Aufgabe nur

weil der Chefarzt sich ärgert im bei einer willkürlichen Entscheidung behilflich zu sein. Das ist keine psychiatrische Pflege.
Die Anordnung würde ausgeführt.
Krankenpfleger, 6 - 15 Jahre in der Psychiatrie, zwischen 20 und 30 Jahre alt

25. Vergleichbare Situationen habe ich schon erlebt und ich glaube sie kommen öfter vor. Bei dieser Anordnung fühle ich mich schlecht, sie ist falsch und ich würde sie auf keinen Fall ausführen, denn:
Dadurch würden die bisherigen therapeutischen Erfolge ignoriert und abgewertet.
Die Anordnung würde ausgeführt.
Krankenpfleger, 30 - 40 Jahre alt, 6 - 15 Jahre in der Psychiatrie, Leitung

26. Vergleichbare Situationen habe ich schon erlebt und ich glaube sie kommen selten vor. Bei dieser Anordnung fühle ich mich schlecht, sie ist falsch und ich würde sie auf keinen Fall ausführen, denn es ist notwendig:
- planbare Deeskalation entwickeln, alle Berufsgruppen mit einbeziehen
- bei Konfrontation mit Problempersonen besonders betreuen
- Absprache mit Problempersonen treffen
Die Anordnung würde nicht ausgeführt
Krankenpfleger, über 15 Jahre in der Psychiatrie, über 40 Jahre alt

27. Vergleichbare Situationen habe ich schon erlebt und ich glaube sie kommen öfter vor. Bei dieser Anordnung fühle ich mich schlecht, sie ist falsch und ich würde sie auf keinen Fall ausführen, denn:
Als Bezugsperson würde ich, nach den wenigen Informationen, die Anordnung nicht ausführen und dies begründen, dass Michaela ablenkbar ist und was ich statt dessen mit ihr tun würde.
Die Anordnung würde ausgeführt.
Krankenschwester, 6 – 15 Jahre in der Psychiatrie, über 40 Jahre alt

28. Vergleichbare Situationen habe ich schon erlebt und ich glaube sie kommen öfter vor. Bei dieser Anordnung fühle ich mich schlecht, sie ist falsch und ich würde sie auf keinen Fall ausführen, denn:
Wenn ich eine Bezugsperson wäre, fände ich es für wichtig, in einem Gespräch herauszufinden, weshalb solche verbalen Ausbrüche auftreten – was sind die Gründe? Ein gemeinsames Gespräch mit allen Betroffenen wäre für mich sehr wichtig und gut für die Patientin um Lösungswege zu suchen.
Die Anordnung würde ausgeführt.
Krankenschwester, 6 – 15 Jahre in der Psychiatrie, zwischen 30 und 40 Jahre alt

29. Vergleichbare Situationen habe ich schon erlebt und ich glaube sie kommen öfter vor. Bei dieser Anordnung fühle ich mich schlecht, sie ist falsch und ich würde sie auf keinen Fall ausführen, denn:
Ich würde im Gespräch mit dem Arzt meine Meinung vertreten und ihm die Patientin aus Sicht des Teams beschreiben um ihn von einer anderen Anordnung zu überzeugen. Eventuell würde ich ihm Vorschläge machen, wie er die Beziehung zur Patientin gestalten könnte.
Die Anordnung würde nicht ausgeführt.
Krankenschwester, 6 – 15 Jahre in der Psychiatrie, zwischen 30 und 40 Jahre alt

30. Vergleichbare Situationen habe ich schon erlebt und ich glaube sie kommen öfter vor. Bei dieser Anordnung fühle ich mich schlecht, sie ist falsch und ich würde sie auf keinen Fall ausführen, denn:
Wenn der Chefarzt der Meinung ist, diese Patientin sollte in die Fixierung, soll er das auch selber ausführen, ich werde mich für solche Zwecke nicht benutzen lassen. In solch einem Fall wäre eine Fixierung eine Teamentscheidung.
Ich weiss nicht, ob die Anordnung durchgeführt würde
Altenpflegerin, über 40 Jahre alt, 6 - 15 Jahre in der Psychiatrie, Leitung

31. Von vergleichbaren Situationen habe ich schon gehört und ich glaube sie kommen selten vor. Bei dieser Anordnung fühle ich mich schlecht, sie ist falsch und ich würde sie auf keinen Fall ausführen, denn:
Die Anordnung ist falsch und unverantwortlich, ich würde versuchen den Arzt mit Hilfe des Teams umzustimmen.
Ich weiss nicht, ob die Anordnung durchgeführt würde
Krankenschwester, über 40 Jahre alt, über 15 Jahre in der Psychiatrie

32. Vergleichbare Situationen habe ich schon erlebt und ich glaube sie kommen öfter vor. Bei dieser Anordnung fühle ich mich schlecht, sie ist falsch und ich würde sie auf keinen Fall ausführen, denn:
1. Es besteht keine Notwendigkeit meinerseits zur Fixierung, da keine Fremd- oder Eigengefährdung vorliegt
2. Die Beziehung zu Michaela als Bezugspflegekraft würde massiv gestört und beeinträchtigt.
3. Es würde gegen die Grundlagen psychiatrischer Pflege verstoßen und ich könnte es nicht mit meinem Gewissen vereinbaren.
Die Anordnung würde ausgeführt.
Krankenpfleger, bis 5 Jahre in der Psychiatrie, zwischen 20 und 30 Jahre alt

33. Vergleichbare Situationen habe ich schon erlebt und ich glaube sie kommen öfter vor. Bei dieser Anordnung fühle ich mich schlecht, sie ist falsch und ich würde sie auf keinen Fall ausführen, denn:

Bei der Wahl zwischen der Ausführung einer ärztlichen Anordnung, die ich absolut nicht teile und einer Verweigerung, die mein berufsethisches Gewissen mir gebietet, ziehe ich letzteres vor. Ich muss allerdings akzeptieren, dass die Anordnung durch andere ausgeführt wird.

Die Anordnung würde ausgeführt.

Krankenpfleger, 6 - 15 Jahre in der Psychiatrie, über 41 Jahre alt, Leitung

34. Vergleichbare Situationen habe ich schon erlebt und ich glaube sie kommen öfter vor. Bei dieser Anordnung fühle ich mich schlecht, sie ist falsch und ich würde sie auf keinen Fall ausführen, denn:

Rechtlich, menschlich, ethisch und professionell gibt es für die Anordnung keine Grundlage.

Die Anordnung würde ausgeführt.

Krankenschwester, > 15 Jahre in der Psychiatrie, über 40 Jahre alt, Leitung

35. Vergleichbare Situationen habe ich schon erlebt und ich glaube sie kommen öfter vor. Bei dieser Anordnung fühle ich mich schlecht, sie ist falsch und ich würde sie auf keinen Fall ausführen, denn:

Die Anordnung ist juristisch nicht legitim, ethisch in höchstem Maße fraglich und auch fachlich hätte ich extreme Bedenken.

Die Anordnung würde ausgeführt.

Krankenpfleger, 6 - 15 Jahre in der Psychiatrie, zwischen 30 und 40 Jahre alt, Leitung

36. Vergleichbare Situationen habe ich schon erlebt und ich glaube sie kommen öfter vor. Bei dieser Anordnung fühle ich mich schlecht, sie ist falsch und ich würde sie auf keinen Fall ausführen, denn:

Die „Methode", die Patientin zu fixieren, wirft alle Bemühungen des Personals bisher über den Haufen. Vertrauen, das aufgebaut wurde würde derb enttäuscht. Andererseits ist der Arzt hier wohl klar an seine emotionalen Grenzen gelangt. Er hat nicht mit dem Verstand entschieden. Das Problem ist, dass er Vorgesetzter ist, dass es davon abhängt, wie er gegebenenfalls bei einer Weigerung, die Anordnung auszuführen, vorgehen würde. Ich bin mir nicht sicher, ob ich die Anordnung letztendlich doch ausführen würde oder nicht. Denn ich bin in dem Dilemma, diese Maßnahme grundweg für falsch zu sehen, muss aber in diesem „Team" arbeiten. Wenn der Chefarzt solche Art von Anordnungen zur Gewohnheit hat, muss grundsätzlich etwas

geklärt werden. Wenn das Personal diese dann gegen besseres Wissen ausführt, ist das psychiatrische Pflege, wie sie eigentlich längst überwunden sein sollte.
Ich weiss nicht, ob die Anordnung durchgeführt würde
Krankenschwester, 6 – 15 Jahre in der Psychiatrie, zwischen 30 und 40 Jahren alt

37. Vergleichbare Situationen habe ich schon erlebt und ich glaube sie kommen öfter vor. Bei dieser Anordnung fühle ich mich schlecht, sie ist falsch und ich würde sie auf keinen Fall ausführen, denn:
In diese Situation kann ich selber auch kommen, dass ich einen Patienten (IN) wegen einer persönlichen Kränkung zu Unrecht reglementiere. Dies empfinde ich als Alltag – auch wir sind nicht unfehlbar und haben unsere eigenen Anteile. Unprofessionell fände ich es, wenn meine Mitarbeiter dies bemerken und mir nicht mitteilen. m schlimmsten jedoch, mein Reglementieren auch noch unterstützen. Nur durch ein STOP und Verweigern kann hier der Chefarzt (bzw. könnte ich) zur Reflexion meines Handelns gezwungen werden. In der Geschichte der Psychiatrie wäre und wird oft nur durch klaren Widerstand, bzw. Verweigerung von unprofessionellem Handeln eine Umkehr zu Gunsten der psychisch kranken Menschen erreicht.
Ich weiss nicht, ob die Anordnung durchgeführt würde
Krankenschwester, über 40 Jahre alt, > 15 Jahre in der Psychiatrie, Stationsleitung

Anlage 3.2: Argumente für die Durchführung der ärztlichen Anordnung in Fallbeispiel 1

38/39 keine schriftliche Argumentation

40. Ich habe von vergleichbaren Situationen schon gehört
Ich glaube, vergleichbare Situationen kommen öfter vor
zwiespältig, die Anordnung ist aber verständlich
Ich würde versuchen, den Arzt umzustimmen, wenn das nicht gelingt, die Anordnung ausführen
Eine Fixierung ist manchmal notwendig als Schutz wenn die Patientin gar nicht zur Ruhe kommt. Das „Du" gegenüber der Pat. stört, sie wird nicht als Frau wahrgenommen, dadurch wird die Achtung ihrer Persönlichkeit verletzt.
Die Anordnung würde ausgeführt
Krankenschwester, zwischen 30 und 40 Jahre, über 15 Jahre in der Psychiatrie, Leitung

41. Ich habe selber vergleichbare Situationen erlebt
Ich glaube, vergleichbare Situationen kommen öfter vor
gut, die Anordnung ist in Ordnung und richtig
Ich würde die Anordnung ausführen
Ich halte eine Fixierung für die allerletzte Möglichkeit und bei dieser Pat. für sinnvoll, da sie Grenzen überschreitet, die in meinen Augen nicht mehr tolerierbar sind. Pat. hatte eine erhebliche „Bühne" und benötigt dringend eine deutlich spürbare Grenze. Beschimpfungen und Beleidigungen gelten für mich als schlechtes Benehmen und ist mit Krankheit nur bedingt zu entschuldigen.
Die Anordnung würde ausgeführt
Krankenschwester, 30 - 40 Jahre, 6 bis 15 Jahre in der Psychiatrie

42. Ich selber habe eine solche Situation noch nicht erlebt
Ich glaube, vergleichbare Situationen kommen selten vor
nicht so gut, die Anordnung gefällt mir nicht
Ich würde versuchen, den Arzt umzustimmen, wenn das nicht gelingt, die Anordnung ausführen
Ich habe oft schon erlebt, dass auch ein Arzt sich von einem Team umstimmen lässt. Ein Team hat einfach mehr Kontakt und Beobachtungsmöglichkeiten zum Patienten.
Die Anordnung würde nicht ausgeführt
Krankenschwester, bis 30 Jahre alt, 6 – 15 Jahre in der Psychiatrie

43. Ich habe selber vergleichbare Situationen erlebt
Ich glaube, vergleichbare Situationen kommen öfter vor
schlecht, die Anordnung ist falsch
Ich würde versuchen, den Arzt umzustimmen, wenn das nicht gelingt, die Anordnung ausführen
Würde mich mit dem Pflegeteam besprechen und nach Kompensationsmöglichkeiten suchen, dem Arzt mitteilen dass ich die Anordnung für falsch halte.
Die Anordnung würde ausgeführt
Krankenpfleger, 30 – 40 Jahre, 6 – 15 Jahre in der Psychiatrie

44. Ich selber habe eine solche Situation noch nicht erlebt
Ich glaube, vergleichbare Situationen kommen öfter vor
nicht so gut, die Anordnung gefällt mir nicht
Ich würde versuchen, den Arzt umzustimmen, wenn das nicht gelingt, die Anordnung
ausführen
Statt einer Stunde zu fixieren, würde ich die Pat. eine Stunde außerhalb der Sicht-
weise des Arztes beschäftigen.
Ich weiss nicht, ob die Anordnung durchgeführt würde
Altenpfleger, 30 – 40 Jahre, 6 – 15 Jahre in der Psychiatrie

45. Ich habe selber vergleichbare Situationen erlebt
Ich glaube, vergleichbare Situationen kommen öfter vor
nicht so gut, die Anordnung gefällt mir nicht
Ich würde versuchen, den Arzt umzustimmen, wenn das nicht gelingt, die Anordnung
ausführen
Als Bezugsperson kann man immer beruhigend auf Pat. einwirken. Ich kenne es aus
der Praxis, dass der Arzt sich oft durch klare Argumente umstimmen lässt. Ich würde
die Anordnung nicht so genau ausführen, sondern die Pat. ins Bett bringen und nicht
fixieren aber bei ihr bleiben.
Die Anordnung würde nicht ausgeführt
Krankenschwester, 20 – 40 Jahre, 6 – 15 Jahre in der Psychiatrie

46. Ich habe selber vergleichbare Situationen erlebt
Ich glaube, vergleichbare Situationen kommen öfter vor
nicht so gut, die Anordnung gefällt mir nicht
Ich würde versuchen, den Arzt umzustimmen, wenn das nicht gelingt, die Anordnung
ausführen
Weder Fremd- noch Selbstgefährdung, die eine Fixierung rechtfertigen würden. Vor
allen Dingen könnte das Team alternative Maßnahmen, z.B. Medikamente einsetzen.
Ich weiss nicht, ob die Anordnung durchgeführt würde
Krankenschwester, 20 - 30 Jahre, bis 5 Jahre in der Psychiatrie

47. Ich habe selber vergleichbare Situationen erlebt
Ich glaube, vergleichbare Situationen kommen öfter vor
zwiespältig, die Anordnung ist aber verständlich
Ich würde versuchen, den Arzt umzustimmen, wenn das nicht gelingt, die Anordnung
ausführen
Michaela hat Vertrauen zu mir und ich weis mehr über sie. Diesen Informationsvorteil
nutze ich, um mit dem behandelnden Arzt über ihre Situation zu diskutieren.
Die Anordnung würde ausgeführt
Krankenpfleger, zwischen 30 und 40 Jahre, bis 5 Jahre in der Psychiatrie

48. Ich habe selber vergleichbare Situationen erlebt
Ich glaube, vergleichbare Situationen kommen selten vor
schlecht, die Anordnung ist falsch
Ich würde versuchen, den Arzt umzustimmen, wenn das nicht gelingt, die Anordnung
ausführen
Hintergründe die zur Entscheidung führten müssen aufgedeckt werden. Ich will den
Chef verstehen, ihm aber auch Alternativen vorschlagen und ihn nach der rechtlichen
Situation befragen. Ausführliche Dokumentation, ggf. Aktennotiz.

Die Anordnung würde ausgeführt
Krankenpfleger, zwischen 30 und 40 Jahre, über 15 Jahre in der Psychiatrie, Leitung

49. Ich selber habe eine solche Situation noch nicht erlebt
Ich glaube, vergleichbare Situationen kommen selten vor
nicht so gut, die Anordnung gefällt mir nicht
Ich würde versuchen, den Arzt umzustimmen, wenn das nicht gelingt, die Anordnung
ausführen
Ich denke der Arzt ließe sich umstimmen.
Ich weiss nicht, ob die Anordnung durchgeführt würde
Altenpflegerin, über 40 Jahre, bis 5 Jahre in der Psychiatrie
50. Ich habe von vergleichbaren Situationen schon gehört
Ich glaube, vergleichbare Situationen kommen selten vor
nicht so gut, die Anordnung gefällt mir nicht
Ich würde versuchen, den Arzt umzustimmen, wenn das nicht gelingt, die Anordnung
ausführen
*Ich glaube, dass es mir gelingt den Arzt umzustimmen, wenn ich ihn auf den positi-
ven Ablauf der letzten Tage hinweise.*
Ich weiss nicht, ob die Anordnung durchgeführt würde
Krankenschwester, 30 - 40 Jahre, 6 - 15 Jahre in der Psychiatrie, Leitung

51. Ich habe selber vergleichbare Situationen erlebt
Ich glaube, vergleichbare Situationen kommen selten vor
nicht so gut, die Anordnung gefällt mir nicht
Ich würde versuchen, den Arzt umzustimmen, wenn das nicht gelingt, die Anordnung
ausführen
*Die Fixierung wäre in diesem Fall überzogen und überhaupt nicht angebracht. Ich
würde sehr wohl mit dem Arzt diskutieren.*
Ich weiss nicht, ob die Anordnung durchgeführt würde
Krankenschwester, über 40 Jahre, 6 – 15 Jahre in der Psychiatrie

52. Ich habe selber vergleichbare Situationen erlebt
Ich glaube, vergleichbare Situationen kommen öfter vor
nicht so gut, die Anordnung gefällt mir nicht
Ich würde versuchen, den Arzt umzustimmen, wenn das nicht gelingt, die Anordnung
ausführen
*Ich denke Fixierung ist das letzte Mittel, das angewandt werden sollte, wenn alle
anderen Methoden erfolglos bleiben. Wenn jemand laut schreit oder angetrieben ist,
heißt das noch nicht dass er sich oder andere behindert. Es muss alles genau
abgewogen werden bevor so radikale Maßnahmen angewandt werden.*
Die Anordnung würde ausgeführt
Krankenschwester, 30 - 40 Jahre, bis 5 Jahre in der Psychiatrie

53. Ich habe selber vergleichbare Situationen erlebt
Ich glaube, vergleichbare Situationen kommen öfter vor
schlecht, die Anordnung ist falsch
Ich würde versuchen, den Arzt umzustimmen, wenn das nicht gelingt, die Anordnung
ausführen

*Fixierung ist nicht gerechtfertigt, da die Pat. nicht fremd- oder selbstgefährdet ist.
Fixierung ist in dem Moment nur eine Machtdemonstration, die als therapeutische
Maßnahme dargestellt wird.*
Ich weiss nicht, ob die Anordnung durchgeführt würde
Krankenschwester, 30 - 40 Jahre, bis 5 Jahre in der Psychiatrie

54. Ich habe selber vergleichbare Situationen erlebt
Ich glaube, vergleichbare Situationen kommen öfter vor
schlecht, die Anordnung ist falsch
Ich würde versuchen, den Arzt umzustimmen, wenn das nicht gelingt, die Anordnung
ausführen
*Die Fixierung ist eher als persönliche Revanche denn als therapeutische Maßnahme
zu sehen.*
Die Anordnung würde ausgeführt
Krankenschwester, 20 - 30 Jahre, bis 5 Jahre in der Psychiatrie

56. Ich habe von vergleichbaren Situationen schon gehört
Ich glaube, vergleichbare Situationen kommen selten vor
schlecht, die Anordnung ist falsch
Ich würde versuchen, den Arzt umzustimmen, wenn das nicht gelingt, die Anordnung
ausführen
*Die Patientin muss nicht bestraft werden. Wenn das meine Tochter wäre, würde ich
einen Rechtsanwalt einschalten.*
Ich weiss nicht, ob die Anordnung durchgeführt würde
Krankenschwester, über 40 Jahre, bis 5 Jahre in der Psychiatrie

57. Ich habe selber vergleichbare Situationen erlebt
Ich glaube, vergleichbare Situationen kommen öfter vor
schlecht, die Anordnung ist falsch
Ich würde versuchen, den Arzt umzustimmen, wenn das nicht gelingt, die Anordnung
ausführen
Fixierung dient hier als Bestrafung, weitere Gründe liegen nicht vor.
Die Anordnung würde ausgeführt
Krankenpfleger, zwischen 30 und 40 Jahre, 6 – 15 Jahre in der Psychiatrie

58. Ich selber habe eine solche Situation noch nicht erlebt
Ich glaube, vergleichbare Situationen kommen selten vor
nicht so gut, die Anordnung gefällt mir nicht
Ich würde versuchen, den Arzt umzustimmen, wenn das nicht gelingt, die Anordnung
ausführen
*Anordnung ist sinnlos und bewirkt dass Gegenteil. wurde nur getroffen weil Chefarzt
beschimpft wurde, bei anderen wäre das nicht geschehen.*
Die Anordnung würde ausgeführt
Krankenpfleger, über 41 Jahre, über 15 Jahre in der Psychiatrie, Leitung

59. Ich habe von vergleichbaren Situationen schon gehört
Ich glaube, vergleichbare Situationen kommen selten vor
schlecht, die Anordnung ist falsch
Ich würde versuchen, den Arzt umzustimmen, wenn das nicht gelingt, die Anordnung
ausführen

Die Fixierungsanordnung ist falsch, weil sie meiner Meinung nach auf dem genervt sein des Chefarztes beruht. Er verfällt ins dutzen und das ist eine unverständliche Grundhaltung der Pat. gegenüber. Wenn eine freiheitsentziehende Maßnahme durchgeführt wird, muss sie vom ganzen Team getragen werden. Also müssen auch alle darüber entscheiden.
Ich weiss nicht, ob die Anordnung durchgeführt würde
Krankenpfleger, über 41 Jahre, über 15 Jahre in der Psychiatrie, Leitung

60. Ich habe von vergleichbaren Situationen schon gehört
Ich glaube, vergleichbare Situationen kommen öfter vor
schlecht, die Anordnung ist falsch
Ich würde versuchen, den Arzt umzustimmen, wenn das nicht gelingt, die Anordnung ausführen
Das ist ein Problem zwischen dem Patienten und dem Chefarzt. Der Pat. ist auf dem Weg der Besserung. Fixierung bedeutet Gewalt, schnelles Handeln, Druck und keine Lösung.
Ich weiss nicht, ob die Anordnung durchgeführt würde
Krankenschwester, 20 - 30 Jahre, bis 5 Jahre in der Psychiatrie

61. Ich habe selber vergleichbare Situationen erlebt
Ich glaube, vergleichbare Situationen kommen öfter vor
nicht so gut, die Anordnung gefällt mir nicht
Ich würde versuchen, den Arzt umzustimmen, wenn das nicht gelingt, die Anordnung ausführen
Ich halte die Anordnung für unwirksam, ihr gefasstes Vertrauen könnte dadurch gestört werden. Ein Grenzen aufzeigen kann manchmal hilfreich sein, ist hier aber überzogen. Es besteht keine Fremd oder Eigengefährdung.
Die Anordnung würde ausgeführt
Krankenpfleger, bis 30 Jahre bis fünf Jahre in der Psychiatrie.

62. Ich habe selber vergleichbare Situationen erlebt
Ich glaube, vergleichbare Situationen kommen öfter vor
nicht so gut, die Anordnung gcfällt mir nicht
Ich würde versuchen, den Arzt umzustimmen, wenn das nicht gelingt, die Anordnung ausführen
Eine Fixierung führt zum Beziehungsabbruch, die Arbeit der letzten Tage würde zunichte gemacht.
Die Anordnung würde ausgeführt
Altenpflegerin, zwischen 30 und 40 Jahre, 6 – 15 Jahre in der Psychiatrie

63. Ich habe selber vergleichbare Situationen erlebt
Ich glaube, vergleichbare Situationen kommen selten vor
nicht so gut, die Anordnung gefällt mir nicht
Ich würde versuchen, den Arzt umzustimmen, wenn das nicht gelingt, die Anordnung ausführen
Ich bin davon überzeugt, dass man die Situation auch anders regeln kann. Durch die Fixierung würde Michaela in ihrer Meinung bestätigt werden. Gleichzeitig würde sie das Vertrauen in mich als Bezugsperson verlieren und dann wüsste sie nicht wem sie noch vertrauen kann..

Ich weiss nicht, ob die Anordnung durchgeführt würde
Krankenschwester, 20 bis 30 Jahre alt, bis 5 Jahre in der Psychiatrie

64. Ich habe selber vergleichbare Situationen erlebt
Ich glaube, vergleichbare Situationen kommen öfter vor
nicht so gut, die Anordnung gefällt mir nicht
Ich würde versuchen, den Arzt umzustimmen, wenn das nicht gelingt, die Anordnung
ausführen
*Wenn das Behandlungskonzept wie hier erfolgreich ist, dann ist eine Fixierung bei
dieser Sachlage nicht gerechtfertigt.*
Die Anordnung würde ausgeführt
Krankenpfleger, über 40 Jahre bis fünf Jahre in der Psychiatrie.

65. Ich habe von vergleichbaren Situationen schon gehört
Ich glaube, vergleichbare Situationen kommen nicht vor
schlecht, die Anordnung ist falsch
Ich würde versuchen, den Arzt umzustimmen, wenn das nicht gelingt, die Anordnung
ausführen
*Die Patientin hat bisher schon große Fortschritte gemacht und die Fixierung wäre
eine willkürliche Strafe, weil er sich in meinen Augen persönlich angegriffen fühlt. Er
sollte sich zurückziehen und das Stationsteam weiter behandeln lassen.*
Die Anordnung würde ausgeführt
Krankenschwester, 20 - 30 Jahre, bis 5 Jahre in der Psychiatrie

66. Ich habe selber vergleichbare Situationen erlebt
Ich glaube, vergleichbare Situationen kommen öfter vor
nicht so gut, die Anordnung gefällt mir nicht
Ich würde versuchen, den Arzt umzustimmen, wenn das nicht gelingt, die Anordnung
ausführen
*Der Chefarzt reagiert nur aus der Situation heraus, ich würde ihm den bisherigen
Plan erklären und vor allem den Beziehungsaspekt betonen.*
Die Anordnung würde ausgeführt
Krankenpfleger, zwischen 30 und 40 Jahre, 6 – 15 Jahre in der Psychiatrie, Leitung

67. Ich habe selber vergleichbare Situationen erlebt
Ich glaube, vergleichbare Situationen kommen öfter vor
nicht so gut, die Anordnung gefällt mir nicht
Ich würde versuchen, den Arzt umzustimmen, wenn das nicht gelingt, die Anordnung
ausführen
*Bisherige Absprachen waren erfolgreich, Pat. kam damit gut zurecht. Anordnung
könnte das Vertrauen der Pat. zum Pflegepersonal zerstören, die Arbeit der letzten
Tage würde zunichte gemacht und für die Zukunft erschwert.*
Die Anordnung würde ausgeführt
Krankenschwester, 20 - 30 Jahre, bis 5 Jahre in der Psychiatrie

68. Ich selber habe eine solche Situation noch nicht erlebt
Ich glaube, vergleichbare Situationen kommen öfter vor
nicht so gut, die Anordnung gefällt mir nicht
Ich würde versuchen, den Arzt umzustimmen, wenn das nicht gelingt, die Anordnung
ausführen.

Verbale Entgleisungen rechtfertigen keine Fixierung
Die Anordnung würde ausgeführt
Krankenpfleger, bis 30 Jahre, bis fünf Jahre in der Psychiatrie.

69. Ich habe selber vergleichbare Situationen erlebt
Ich glaube, vergleichbare Situationen kommen öfter vor
nicht so gut, die Anordnung gefällt mir nicht
Ich würde versuchen, den Arzt umzustimmen, wenn das nicht gelingt, die Anordnung
ausführen
Die Verhältnismäßigkeit ist nicht gegeben, die Compliance würde sich verschlech-
tern. Chefarzt fühlt sich beleidigt, dies ist sein Problem. Die Anordnung stellt für mich
eine Machtmissbrauch und – demonstration dar. Sie ist rechtlich nicht haltbar
Die Anordnung würde ausgeführt
Krankenpfleger, zwischen 30 und 40 Jahren, 6 bis 15 Jahre in der Psychiatrie

70. Ich habe von vergleichbaren Situationen schon gehört
Ich glaube, vergleichbare Situationen kommen selten vor
nicht so gut, die Anordnung gefällt mir nicht
Ich würde versuchen, den Arzt umzustimmen, wenn das nicht gelingt, die Anordnung
ausführen
Aussagen von psychisch Kranken darf man nicht persönlich nehmen. Sie hat sich
nicht so verhalten, dass sie fixiert werden müsste. Außerdem hat das Pflegepersonal
ihre Beschimpfungen auch ertragen.
Die Anordnung würde ausgeführt
Krankenpfleger, 30 – 40 Jahre, 6 – 15 Jahre in der Psychiatrie

71. Ich selber habe eine solche Situation noch nicht erlebt
Ich glaube, vergleichbare Situationen kommen öfter vor
nicht so gut, die Anordnung gefällt mir nicht
Ich würde versuchen, den Arzt umzustimmen, wenn das nicht gelingt, die Anordnung
ausführen
Die Anordnung ist mir unverständlich und nicht professionell, nur wegen verbalen
Fehlverhaltens zu fixieren.
Die Anordnung würde ausgeführt
Krankenschwester, über 40 Jahre, 6 – 15 Jahre in der Psychiatrie

72. Ich habe selber vergleichbare Situationen erlebt
Ich glaube, vergleichbare Situationen kommen öfter vor
nicht so gut, die Anordnung gefällt mir nicht
Ich würde versuchen, den Arzt umzustimmen, wenn das nicht gelingt, die Anordnung
ausführen
Michaela war weder fremd- noch selbstgefährdet. Fixierung als Sanktion ist für mich
keine Rechtfertigung. Dies hat für ich etwas mit Machtausübung zu tun.
Die Anordnung würde ausgeführt
Krankenschwester, 20 - 30 Jahre, bis 5 Jahre in der Psychiatrie

73. Ich habe selber vergleichbare Situationen erlebt
Ich glaube, vergleichbare Situationen kommen selten vor
nicht so gut, die Anordnung gefällt mir nicht
schlecht, die Anordnung ist falsch

Ich würde versuchen, den Arzt umzustimmen, wenn das nicht gelingt, die Anordnung
ausführen
Dies war kein Grund die Pat. zu fixieren.
Die Anordnung würde ausgeführt
Krankenschwester, 20 - 30 Jahre, bis 5 Jahre in der Psychiatrie

74. Ich habe selber vergleichbare Situationen erlebt
Ich glaube, vergleichbare Situationen kommen selten vor
schlecht, die Anordnung ist falsch
Ich würde versuchen, den Arzt umzustimmen, wenn das nicht gelingt, die Anordnung
ausführen
*Pat. war kooperativ, ist nicht selbst- oder fremdgefärdend, daher gibt es keinen
Grund zur Fixierung.*
Die Anordnung würde ausgeführt
Krankenschwester, über 40 Jahre, bis 5 Jahre in der Psychiatrie

75. Ich habe von vergleichbaren Situationen schon gehört
Ich glaube, vergleichbare Situationen kommen öfter vor
nicht so gut, die Anordnung gefällt mir nicht
Ich würde versuchen, den Arzt umzustimmen, wenn das nicht gelingt, die Anordnung
ausführen
*Fixierung ausschließlich bei Eigen- oder Fremdgefährdung. Evt. sollte im Team über
kurzzeitige medikamentöse Neueinstellung entschieden werden. Fixierung steigert
das Aggressionspotential und zerstört den bisherigen Beziehungsaufbau.*
Die Anordnung würde ausgeführt
Krankenschwester, über 40 Jahre, bis 5 Jahre in der Psychiatrie

76. Ich selber habe eine solche Situation noch nicht erlebt
Ich glaube, vergleichbare Situationen kommen selten vor
schlecht, die Anordnung ist falsch
Ich würde versuchen, den Arzt umzustimmen, wenn das nicht gelingt, die Anordnung
ausführen
*Verbale aggressive Äußerungen sind meiner Meinung nach keine Indikation für die
Fixierung.*
Die Anordnung würde nicht ausgeführt
Krankenschwester, über 40 Jahre, bis 5 Jahre in der Psychiatrie

77. Ich habe selber vergleichbare Situationen erlebt
Ich glaube, vergleichbare Situationen kommen selten vor
nicht so gut, die Anordnung gefällt mir nicht
Ich würde versuchen, den Arzt umzustimmen, wenn das nicht gelingt, die Anordnung
ausführen
Patientin ist nur verbal aggressiv, ansonsten gut führbar und absprachefähig
Die Anordnung würde ausgeführt
Krankenpfleger, zwischen 30 und 40 Jahre, 6 – 15 Jahre in der Psychiatrie

78. Ich habe selber vergleichbare Situationen erlebt
Ich glaube, vergleichbare Situationen kommen selten vor
zwiespältig, die Anordnung ist aber verständlich

Ich würde versuchen, den Arzt umzustimmen, wenn das nicht gelingt, die Anordnung
ausführen
*Keine Fremd- oder Eigengefährdung. Eine Vertrauensperson sollte versuchen ihr
Medikament zu geben und sie durch Gespräche zu beruhigen.*
Die Anordnung würde ausgeführt
Krankenpfleger, zwischen 20 und 30 Jahre, bis 5 Jahre in der Psychiatrie

79. Ich habe von vergleichbaren Situationen schon gehört
Ich glaube, vergleichbare Situationen kommen selten vor
nicht so gut, die Anordnung gefällt mir nicht
Ich würde versuchen, den Arzt umzustimmen, wenn das nicht gelingt, die Anordnung
ausführen
*Keine Fremd- oder Eigengefährdung verbales Beleidigen und Bedrängen sind kein
Grund zur Fixierung.*
Die Anordnung würde nicht ausgeführt
Krankenpfleger, zwischen 30 und 40 Jahre, 6 – 15 Jahre in der Psychiatrie

80. Ich habe selber vergleichbare Situationen erlebt
Ich glaube, vergleichbare Situationen kommen öfter vor
nicht so gut, die Anordnung gefällt mir nicht
Ich habe keine andere Wahl, als sie auszuführen
*Fixierung ist nicht notwendig, da in diesem Fall keine Gefährdung besteht und auch
kein Versuch unternommen wurde, eine andere Lösung zu finden.*
Die Anordnung würde ausgeführt
Altenpflegerin, über 40 Jahre, bis 5 Jahre in der Psychiatrie

81. Ich habe von vergleichbaren Situationen schon gehört
Ich glaube, vergleichbare Situationen kommen selten vor
nicht so gut, die Anordnung gefällt mir nicht
Ich würde versuchen, den Arzt umzustimmen, wenn das nicht gelingt, die Anordnung
ausführen
Der Arzt steht dafür gerade. Ich würde die Zusammenarbeit nicht gefährden.
Ich weiss nicht, ob die Anordnung durchgeführt würde
Krankenpfleger, 31 bis 40 Jahre, bis fünf Jahr in der Psychiatrie

82. Ich habe selber vergleichbare Situationen erlebt
Ich glaube, vergleichbare Situationen kommen öfter vor
nicht so gut, die Anordnung gefällt mir nicht
Ich habe keine andere Wahl, als sie auszuführen
*Um mir Ärger zu ersparen. Man ist schließlich oft der „Depp", der das machen muss,
was ein Chefarzt will, vor allem, wenn man von seinen Vorgesetzten (PDL) nicht die
geringste Rückendeckung hat.*
Die Anordnung würde ausgeführt
Krankenpfleger, über 40 Jahre, 6 – 15 Jahre in der Psychiatrie

83. Ich habe selber vergleichbare Situationen erlebt
Ich glaube, vergleichbare Situationen kommen öfter vor
nicht so gut, die Anordnung gefällt mir nicht
Ich würde versuchen, den Arzt umzustimmen, wenn das nicht gelingt, die Anordnung
ausführen

Ärzte sind in Sachen Fixierung u.ä. dem Pflegepersonal weisungsbefugt, eine Weigerung wäre Arbeitsverweigerung. Notfalls würde ich eine Kollegin bitten, die Fixierung durchzuführen.
Die Anordnung würde ausgeführt
Krankenschwester, zwischen 30 und 40 Jahre, 6 - 15 Jahre in der Psychiatrie, Leitung

84. Ich habe selber vergleichbare Situationen erlebt
Ich glaube, vergleichbare Situationen kommen öfter vor
nicht so gut, die Anordnung gefällt mir nicht
Ich würde die Anordnung ausführen
1. Es ist eine ärztliche Anordnung. 2. Damit sie zur Ruhe kommt. 3. Sie könnte andere Patienten provozieren und es könnte zu tätlichen Auseinandersetzungen kommen.
Die Anordnung würde ausgeführt.
Krankenpfleger, 20 - 30 Jahre, bis 5 Jahre in der Psychiatrie

85. Ich habe selber vergleichbare Situationen erlebt .
Ich glaube, vergleichbare Situationen kommen öfter vor.
Schlecht, die Anordnung ist falsch.
Ich würde versuchen, den Arzt umzustimmen, wenn das nicht gelingt, die Anordnung ausführen
Haftungsrecht und ärztliche Weisungsbefugnis sprechen für eine Durchführung und damit Akzeptanz der eigenen Rolle im Prozess. Eigene Fachlichkeit und ethische Sozialisation erfordern aber sehr wohl eine Intervention.
Die Anordnung würde ausgeführt.
Krankenpfleger, 30 – 40 Jahre, 6 – 15 Jahre in der Psychiatrie, Leitung (PDL)

86. Ich habe selber vergleichbare Situationen erlebt
Ich glaube, vergleichbare Situationen kommen selten vor
schlecht, die Anordnung ist falsch
Ich würde versuchen, den Arzt umzustimmen, wenn das nicht gelingt, die Anordnung ausführen
Ich würde der Pat. erklären, dass ich nicht absolut der Meinung des Arztes bin, aber der Arzt hat aufgrund seiner Erfahrung, positive Ergebnisse erzielt. Sie sollte es jetzt unter diesem Aspekt sehen und vielleicht hilft es ihr ja auch, einmal zur Ruhe zu kommen. Wenn nicht würde sie so schnell wie möglich, nach Absprache mit dem ganzen Team, wieder defixiert.
Die Anordnung würde ausgeführt
Krankenschwester, über 40 Jahre, bis 5 Jahre in der Psychiatrie

87. Ich habe selber vergleichbare Situationen erlebt
Ich glaube, vergleichbare Situationen kommen selten vor
zwiespältig, die Anordnung ist aber verständlich
Ich habe keine andere Wahl, als sie auszuführen
Der Arzt ist weisungsbefugt. Sollten die Beschimpfungen auch „unterhalb der Gürtellinie" liegen, gäbe es KEINE Diskussion darüber. Meine Erfahrungen haben gezeigt, dass eine kurzfristige Fixierung das gewünschte Ziel erreicht. Wichtig ist es anschließend mit der Pat, zu reden.
Die Anordnung würde ausgeführt

Krankenschwester, 30 - 40 Jahre, bis 5 Jahre in der Psychiatrie

88. Ich habe von vergleichbaren Situationen schon gehört
Ich glaube, vergleichbare Situationen kommen selten vor
nicht so gut, die Anordnung gefällt mir nicht
Ich würde versuchen, den Arzt umzustimmen, wenn das nicht gelingt, die Anordnung
ausführen
*Ich habe keine genauen Kenntnisse der Rechtslage. Ich denke dass ein Chefarzt
seine Entscheidung immer begründen kann, dass sie als richtig dasteht.*
Die Anordnung würde ausgeführt
Krankenpfleger, 30 – 40 Jahre, 6 – 15 Jahre in der Psychiatrie

89. Ich habe von vergleichbaren Situationen schon gehört
Ich glaube, vergleichbare Situationen kommen selten vor
schlecht, die Anordnung ist falsch
Ich würde versuchen, den Arzt umzustimmen, wenn das nicht gelingt, die Anordnung
ausführen
*Die Maßnahme ist kontraproduktiv und macht die bisherigen Erfolge zunichte.
Ausführen weil der Chefarzt weisungsbefugt ist, die höhere fachliche Qualifikation
hat und negative Auswirkungen auf die eigene Person zu erwarten sind.*
Die Anordnung würde ausgeführt
Krankenpfleger, über 40 Jahre, bis 5 Jahre in der Psychiatrie

90. Ich habe selber vergleichbare Situationen erlebt
Ich glaube, vergleichbare Situationen kommen öfter vor
nicht so gut, die Anordnung gefällt mir nicht
Ich würde versuchen, den Arzt umzustimmen, wenn das nicht gelingt, die Anordnung
ausführen
*Ich glaube der Chefarzt fühlt sich persönlich angegriffen, das dürfte ihm in seiner
Position nicht passieren. Ich würde versuchen ihn mit Hilfe des Teams umzustim-
men. Ansonsten müsste ich mich der höheren Gewalt beugen, um meinen Arbeits-
platz nicht zu verlieren.*
Die Anordnung würde nicht ausgeführt
Krankenschwester, über 40 Jahre, bis 5 Jahre in der Psychiatrie

91. Ich habe von vergleichbaren Situationen schon gehört
Ich glaube, vergleichbare Situationen kommen selten vor
nicht so gut, die Anordnung gefällt mir nicht
Ich würde versuchen, den Arzt umzustimmen, wenn das nicht gelingt, die Anordnung
ausführen
*Es gibt gewaltfreie Maßnahmen, die zur Deeskalation beitragen, eine Fixierung
würde die Compliance in Frage stellen. wenn der Chefarzt auf eine Fixierung besteht, bleibt mir von meinem Handlungsrahmen her keine Wahl, als diese durchzuführen.*
Ich weiss nicht, ob die Anordnung durchgeführt würde
Krankenschwester, über 40 Jahre, 6 – 15 Jahre in der Psychiatrie

92. Ich habe selber vergleichbare Situationen erlebt
Ich glaube, vergleichbare Situationen kommen selten vor
schlecht, die Anordnung ist falsch

Ich würde versuchen, den Arzt umzustimmen, wenn das nicht gelingt, die Anordnung
ausführen
*Ich halte die Entscheidung für falsch, muss sie aber ausführen, weil er weisungsbe-
fugt ist.*
Die Anordnung würde ausgeführt
Krankenschwester, 30 - 40 Jahre, 6 – 15 Jahre in der Psychiatrie

93. Ich habe selber vergleichbare Situationen erlebt
Ich glaube, vergleichbare Situationen kommen öfter vor
nicht so gut, die Anordnung gefällt mir nicht
Ich würde versuchen, den Arzt umzustimmen, wenn das nicht gelingt, die Anordnung
ausführen
Das Pflegepersonal muss die Entscheidungen von Ärzten durchführen
Die Anordnung würde ausgeführt
Krankenschwester, 30 - 40 Jahre, 6 – 15 Jahre in der Psychiatrie

94. Ich habe selber vergleichbare Situationen erlebt
Ich glaube, vergleichbare Situationen kommen selten vor
schlecht, die Anordnung ist falsch
Ich würde versuchen, den Arzt umzustimmen, wenn das nicht gelingt, die Anordnung
ausführen
*Chefarzt ist leider oberste Instanz, würde aber versuchen, ihn vom Gegenteil zu
überzeugen.*
Ich weiss nicht, ob die Anordnung durchgeführt würde
Krankenschwester, 20 - 30 Jahre, 6 – 15 Jahre in der Psychiatrie, Leitung

95. Ich habe von vergleichbaren Situationen schon gehört
Ich glaube, vergleichbare Situationen kommen selten vor
schlecht, die Anordnung ist falsch
Ich würde versuchen, den Arzt umzustimmen, wenn das nicht gelingt, die Anordnung
ausführen
*Die Fortschritte im Beziehungsprozess würden durch die Zwangsmaßnahme dras-
tisch verschlechtert. Ich würde mit dem Team versuchen auf die Anordnung Einfluss
zu nehmen. Aber letztendlich als einzige die Durchführung verweigern? Welche
Konsequenzen hätte das?*
Ich weiss nicht, ob die Anordnung durchgeführt würde
Krankenschwester, 20 - 30 Jahre, bis 5 Jahre in der Psychiatrie

96. Ich habe von vergleichbaren Situationen schon gehört
Ich glaube, vergleichbare Situationen kommen selten vor
nicht so gut, die Anordnung gefällt mir nicht
Ich würde versuchen, den Arzt umzustimmen, wenn das nicht gelingt, die Anordnung
ausführen
Der Arzt ist weisungsbefugt, deshalb muss ich die Anordnung ausführen.
Ich weiss nicht, ob die Anordnung durchgeführt würde
Krankenschwester, 30 - 40 Jahre, 6 – 15 Jahre in der Psychiatrie, Leitung

97. Ich habe selber vergleichbare Situationen erlebt
Ich glaube, vergleichbare Situationen kommen öfter vor
nicht so gut, die Anordnung gefällt mir nicht

Ich würde versuchen, den Arzt umzustimmen, wenn das nicht gelingt, die Anordnung
ausführen
*Die Anordnung wird ausgeführt, weil der Chefarzt entscheidet und das Pflegeperso-
nal keine Entscheidungsfreiheit hat.*
Die Anordnung würde ausgeführt
Krankenschwester, 30 - 40 Jahre, 6 – 15 Jahre in der Psychiatrie

98. Ich habe selber vergleichbare Situationen erlebt
Ich glaube, vergleichbare Situationen kommen öfter vor
schlecht, die Anordnung ist falsch
Ich würde versuchen, den Arzt umzustimmen, wenn das nicht gelingt, die Anordnung
ausführen
*Letztendlich habe ich solche Anordnungen auszuführen. Ich würde aber meine
persönliche Ansicht dokumentieren.*
Ich weiss nicht, ob die Anordnung durchgeführt würde
Krankenschwester, 30 - 40 Jahre, 6 – 15 Jahre in der Psychiatrie

99. Ich selber habe eine solche Situation noch nicht erlebt
Ich glaube, vergleichbare Situationen kommen selten vor
schlecht, die Anordnung ist falsch
Ich würde versuchen, den Arzt umzustimmen, wenn das nicht gelingt, die Anordnung
ausführen
*Letztendlich widerstrebt diese Anordnung massiv gegen das Behandlungskonzept,
aber der Chefarzt sitzt wohl am längeren Hebel.*
Ich weiss nicht, ob die Anordnung durchgeführt würde
Krankenschwester, 30 - 40 Jahre, 6 – 15 Jahre in der Psychiatrie

100. Ich selber habe eine solche Situation noch nicht erlebt
Ich glaube, vergleichbare Situationen kommen selten vor
nicht so gut, die Anordnung gefällt mir nicht
Ich würde versuchen, den Arzt umzustimmen, wenn das nicht gelingt, die Anordnung
ausführen
*Eine Fixierung als Bestrafung führt meiner Ansicht nach zu keinem therapeutisch
guten Ergebniss, Ich müsste die Anordnung aber durchführen, da der Arzt mein
Vorgesetzter ist.*
Die Anordnung würde ausgeführt
Krankenschwester, 30 - 40 Jahre, bis 5 Jahre in der Psychiatrie

101. Ich habe selber vergleichbare Situationen erlebt
Ich glaube, vergleichbare Situationen kommen öfter vor
nicht so gut, die Anordnung gefällt mir nicht
Ich würde versuchen, den Arzt umzustimmen, wenn das nicht gelingt, die Anordnung
ausführen
*Letztlich ist es eine ärztliche Anordnung, der ich Folge leisten muss. Ich würde aber
alles versuchen, eine Fixierung, die ein schwerer Eingriff in die persönliche Freiheit
des Patienten, mit langfristigen Folgen ist, zu verhindern.*
Die Anordnung würde ausgeführt
Krankenschwester, 30 - 40 Jahre, 6 – 15 Jahre in der Psychiatrie, Leitung

102. Ich habe von vergleichbaren Situationen schon gehört
Ich glaube, vergleichbare Situationen kommen selten vor
nicht so gut, die Anordnung gefällt mir nicht
Ich würde versuchen, den Arzt umzustimmen, wenn das nicht gelingt, die Anordnung
ausführen
Der Arzt ist weisungsbefugt, deshalb muss ich die Anordnung ausführen.
Ich weiss nicht, ob die Anordnung durchgeführt würde
Krankenschwester, 30 - 40 Jahre, 6 – 15 Jahre in der Psychiatrie

103. Ich habe selber vergleichbare Situationen erlebt
Ich glaube, vergleichbare Situationen kommen öfter vor
schlecht, die Anordnung ist falsch
Ich würde versuchen, den Arzt umzustimmen, wenn das nicht gelingt, die Anordnung
ausführen
Da der Arzt sich persönlich angegriffen fühlt reagiert er mit seinen „Machtmitteln".
Da es eine ärztliche Anordnung ist, habe ich keine andere Wahl, als diese auszuführen.
Die Anordnung würde ausgeführt
Krankenschwester, 30 - 40 Jahre, 6 – 15 Jahre in der Psychiatrie

104. Ich habe selber vergleichbare Situationen erlebt
Ich glaube, vergleichbare Situationen kommen öfter vor
schlecht, die Anordnung ist falsch
Ich würde versuchen, den Arzt umzustimmen, wenn das nicht gelingt, die Anordnung
ausführen
Sollte er darauf bestehen, habe ich als Krankenschwester die ärztliche Anordnung
durchzuführen. Wären meine Kollegen mit mir einer Meinung, gemeinsam würde ich
ihn bestimmt nachdrücklicher „bearbeiten" können. Rechtlich gesehen besteht ja
keine Selbst- oder Fremdgefährdung und damit ist die ärztliche Anordnung nicht
zulässig.
Die Anordnung würde ausgeführt
Krankenschwester, 20 - 30 Jahre, bis 5 Jahre in der Psychiatrie

105. Ich habe selber vergleichbare Situationen erlebt
Ich glaube, vergleichbare Situationen kommen öfter vor
nicht so gut, die Anordnung gefällt mir nicht
Ich würde versuchen, den Arzt umzustimmen, wenn das nicht gelingt, die Anordnung
ausführen
Ich würde versuchen, meinen Standpunkt klarzumachen. wenn die Pat. fixiert werden
müsste, würde ich noch mit ihr zu sprechen versuchen.
Die Anordnung würde ausgeführt
Krankenpfleger, über 40 Jahre, bis 5 Jahre in der Psychiatrie

106. Ich selber habe eine solche Situation noch nicht erlebt
Ich glaube, vergleichbare Situationen kommen selten vor
schlecht, die Anordnung ist falsch
Ich würde versuchen, den Arzt umzustimmen, wenn das nicht gelingt, die Anordnung
ausführen
Es ist die Krankenhaushierarchie, die immer noch im Vordergrund steht. Ich würde
aber auf alle Fälle mit der Pat. reden warum ich die ärztliche Anordnung durchführen

muss und wie ich mich dabei fühle und nach Möglichkeit in dieser Stunde bei ihr bleiben.
Die Anordnung würde ausgeführt
Krankenschwester, über 40 Jahre, bis 5 Jahre in der Psychiatrie

107. Ich habe selber vergleichbare Situationen erlebt
Ich glaube, vergleichbare Situationen kommen öfter vor
schlecht, die Anordnung ist falsch
Ich würde versuchen, den Arzt umzustimmen, wenn das nicht gelingt, die Anordnung ausführen
Kleine Erfolge durch das bisherige Vorgehen sind bereits sichtbar, falls Fixierung erfolgen muss, würde ich diese mit Michaela nochmals besprechen (evt. zeitweise bei ihr bleiben bzw. Absprachen treffen zwecks Kontakten)
Die Anordnung würde ausgeführt
Krankenschwester, über 40 Jahre, 6 - 5 Jahre in der Psychiatrie

108. Ich selber habe eine solche Situation noch nicht erlebt
Ich glaube, vergleichbare Situationen kommen öfter vor
schlecht, die Anordnung ist falsch
Ich würde versuchen, den Arzt umzustimmen, wenn das nicht gelingt, die Anordnung ausführen
Ich würde gegen die Fixierung argumentieren, wenn er den Argumenten gegenüber ablehnend ist, die Anordnung, bedingt durch die ärztliche Weisungsbefugnis, durchführen.
Ich weiss nicht, ob die Anordnung durchgeführt würde
Krankenschwester, 20 - 30 Jahre, 6 - 15 Jahre in der Psychiatrie, Leitung

109. Ich habe selber vergleichbare Situationen erlebt
Ich glaube, vergleichbare Situationen kommen öfter vor
schlecht, die Anordnung ist falsch
Ich würde versuchen, den Arzt umzustimmen, wenn das nicht gelingt, die Anordnung ausführen
Fixierung ist eine ärztliche Anordnung, die ich ausführen muss. Solange für mich keine ersichtliche Lebensgefahr besteht würde ich sie unter Protest ausführen, diesen würde ich auch äußern.
Die Anordnung würde ausgeführt
Krankenschwester, 30 - 40 Jahre, 6 - 15 Jahre in der Psychiatrie, Leitung

8 mal wird nicht schriftlich argumentiert

Anhang 3.3: Argumente gegen die Durchführung der Anordnung in Fallbeispiel 2

1. Vergleichbare Situationen habe ich schon erlebt, ich glaube sie kommen selten vor. Bei dieser Anordnung fühle ich mich schlecht, sie ist falsch und ich würde sie auf keinen Fall ausführen, denn:

1. Es ist ein schwerer Eingriff in das Selbstbestimmungsrecht der Pat.

2. Der Arzt soll die Medikamente selbst verabreichen. Ich würde versuchen ihn umzustimmen. Wenn das nicht gelingt soll er die Medikamente selbst richten und verteilen

Die Anordnung würde ausgeführt.

Krankenpfleger, 30 – 40 Jahre alt, 6 – 15 Jahre in der Psychiatrie

2. Vergleichbare Situationen habe ich schon erlebt, ich glaube sie kommen selten vor. Bei dieser Anordnung fühle ich mich schlecht, sie ist falsch und ich würde sie auf keinen Fall ausführen, denn:

Die Patientin hat ein Recht auf eigene Entscheidungen und ihren eigenen Bewältigungsstil. Ihr persönlicher Wille hat Vorrang.

Die Anordnung würde ausgeführt.

Krankenpfleger, 20 – 30 Jahre alt, bis 5 Jahre in der Psychiatrie

3. Vergleichbare Situationen habe ich schon erlebt, ich glaube sie kommen selten vor. Bei dieser Anordnung fühle ich mich schlecht, sie ist falsch und ich würde sie auf keinen Fall ausführen, denn:

Es wäre gegen den Willen der Patientin. Ich würde den behandelnden Chefarzt informieren, da er die Patientin ebenfalls kennt.

Ich weiss nicht, ob die Anordnung durchgeführt würde.

Altenpflegerin, über 40 Jahre alt, 6 – 15 Jahre in der Psychiatrie

4. Vergleichbare Situationen habe ich noch nicht erlebt aber ich glaube sie kommen öfter vor. Bei dieser Anordnung fühle ich mich nicht gut, sie gefällt mir nicht, ich würde sie auf keinen Fall ausführen, denn:

Warum sollte dieses Mal gegen den Willen der Pat. Medikamente verabreicht werden? Für mich besteht keine Indikation, da keine Lebensgefahr ersichtlich ist.

Die Anordnung würde nicht ausgeführt

Krankenschwester, über 40 Jahre alt, 6 – 15 Jahre in der Psychiatrie

5. Vergleichbare Situationen habe ich schon erlebt und ich glaube sie kommen öfter vor. Bei dieser Anordnung fühle ich mich schlecht, die Anordnung ist falsch und ich würde sie auf keinen Fall ausführen, denn:

Auch in dieser Situation hilft nur klarer Widerstand bzw. Unterlassung. Wenn zwei Oberärzte gegeneinander konkurrieren, darf eine Patientin, die ihre Psychose als Teil Ihres Lebens sieht und damit gut zurecht kommt, nicht unter dem Machtgerangel leiden. Denn sie selbst muss dies letztendlich alleine aushalten und dies kann doch kein Oberarzt verantworten. Wieso denn ich?
Ich weiss nicht, ob die Anordnung durchgeführt würde.
Krankenschwester, über 40 Jahre alt, über15 Jahre in der Psychiatrie, Leitung

6. Vergleichbare Situationen habe ich schon erlebt und ich glaube sie kommen öfter vor. Bei dieser Anordnung fühle ich mich schlecht, die Anordnung ist falsch und ich würde sie auf keinen Fall ausführen, denn:
Das Grundrecht der Selbstbestimmung ist verletzt. Es ist keine Rechtsgrundlage für eine Medikation gegen ihren Willen ersichtlich. Die Gabe der Medikamente entspricht einer Körperverletzung, einer Freiheitsberaubung und unter Umständen einer Vergiftung.
Die Anordnung würde ausgeführt.
Krankenpfleger, über 40 Jahre alt, 6 – 15 Jahre in der Psychiatrie

7. Von vergleichbare Situationen habe ich schon gehört aber ich glaube sie kommen öfter vor. Bei dieser Anordnung fühle ich mich nicht gut, sie gefällt mir nicht, ich würde sie auf keinen Fall ausführen, denn:
Die Patientin hat ein Recht auf Selbstbestimmung.
Die Anordnung würde nicht ausgeführt.
Krankenschwester, 30 – 40 Jahre alt, 6 – 15 Jahre in der Psychiatrie,

8. Von vergleichbare Situationen habe ich schon gehört und ich glaube sie kommen selten vor. Bei dieser Anordnung fühle ich mich nicht so gut, sie gefällt mir nicht und ich würde sie auf keinen Fall ausführen, denn:
Ich verstehe ich hier als Anwalt der Patientin und stelle mich hinter sie. Sie kann nichts für ihre Krankheit und es gibt andere Möglichkeiten ihr kompetent zu helfen
Ich weiss nicht, ob die Anordnung durchgeführt würde.
Krankenschwester, über 40 Jahre alt, 6 - 15 Jahre in der Psychiatrie,

9. Von vergleichbare Situationen habe ich schon gehört und ich glaube sie kommen selten vor. Bei dieser Anordnung fühle ich mich nicht so gut, sie gefällt mir nicht und ich würde sie auf keinen Fall ausführen, denn:
Die Pat. ist bekannt, sie kennt sich selbst und „ihre Erkrankung" gut, wie auch das therapeutische Team. In unserem Klinikalltag werden wir immer mit regelmäßig wiederkommenden Pat. konfrontiert sein. Wenn Symptome nach so kurzer Zeit ohne Medikamente behandelbar sind, sollte dies auch weiterhin so geschehen. Medika-

mente bedeuten auch Nebenwirkungen, welche für Frau Müllers Alltagsleben sehr beeinträchtigend sein könnten. Probleme scheint hier vor allem der OA zu haben. Ich bin für eine gewaltfreie psychiatrische Behandlung.
Ich weiss nicht, ob die Anordnung durchgeführt würde.
Krankenschwester, 20 - 30 Jahre alt, bis 5 Jahre in der Psychiatrie,

10. Vergleichbare Situationen habe ich schon erlebt, ich glaube sie kommen selten vor. Bei dieser Anordnung fühle ich mich schlecht, sie ist falsch und ich würde sie auf keinen Fall ausführen, denn:
1. Es gibt keine rechtlichen Grundlagen zur Zwangsmedikation.
2. Absprachen sind einzuhalten, man kann von Pat. nicht erwarten, was man selbst nicht bringt.
Ich weiss nicht, ob die Anordnung durchgeführt würde.
Krankenpfleger, 30 – 40 Jahre alt, 6 – 15 Jahre in der Psychiatrie

11. Vergleichbare Situationen habe ich noch nicht erlebt, ich glaube sie kommen selten vor. Bei dieser Anordnung fühle ich mich schlecht, sie ist falsch, ich würde sie auf keinen Fall ausführen, denn:
Ich sehe hier keine Lebensgefahr, deshalb würde ich das Versprechen des Teams an die Patientin nicht brechen. Gehe von mir aus, ich möchte auch nicht, dass man so mit mir umgeht.
Die Anordnung würde nicht ausgeführt
Krankenschwester, 20 – 30 Jahre alt, bis 5 Jahre in der Psychiatrie

12. Vergleichbare Situationen habe ich noch nicht erlebt, ich glaube sie kommen selten vor. Bei dieser Anordnung fühle ich mich schlecht, sie ist falsch, ich würde sie auf keinen Fall ausführen, denn: *Die Patientin lebt lange mit ihrer Psychose, Verein-barungen sind einzuhalten, der Zustand scheint nicht lebensbedrohlich.*
Die Anordnung würde ausgeführt.
Krankenschwester, 30 – 40 Jahre alt, 6 – 15 Jahre in der Psychiatrie,

13. Vergleichbare Situationen habe ich noch nicht erlebt aber ich glaube sie kommen öfter vor. Bei dieser Anordnung fühle ich mich schlecht, sie ist falsch, ich würde sie auf keinen Fall ausführen, denn:
1. Es besteht eine Vereinbarung mit Fr. Müller und das Durchführen der Anordnung wäre ein Vertragsbruch.
2. Die Beziehungsgestaltung als Bezugspflegekraft wäre gestört.
3. Es wäre ein fahrlässige, strafrechtlich relevante Handlung
Ich weiss nicht, ob die Anordnung durchgeführt würde.
Krankenpfleger, 20 – 30 Jahre alt, bis 5 Jahre in der Psychiatrie

14. Von vergleichbare Situationen habe ich schon gehört aber ich glaube sie kom-
men öfter vor. Bei dieser Anordnung fühle ich mich nicht gut, sie gefällt mir nicht, ich
würde sie auf keinen Fall ausführen, denn:
Vereinbarungen sind einzuhalten, es geht um die Selbstbestimmung der Patientin
Die Anordnung würde ausgeführt.
Krankenpfleger, 20 – 30 Jahre alt, bis 5 Jahre in der Psychiatrie

15. Von vergleichbare Situationen habe ich schon gehört aber ich glaube sie kom-
men öfter vor. Bei dieser Anordnung fühle ich mich nicht gut, sie gefällt mir nicht, ich
würde sie auf keinen Fall ausführen, denn:
*Es bestehen Vereinbarungen und Zusicherungen, die Durchführung wäre ein Ver-
trauensbruch und würde das aufgebaute Verhältnis zur Patientin gefährden. Die
Selbstbestimmung der Patientin ist zu respektieren. Zudem besteht kein Anlass zur
Zwangsmedikation.*
Die Anordnung würde ausgeführt.
Krankenschwester, 30 – 40 Jahre alt, 6 – 15 Jahre in der Psychiatrie,

16. Von vergleichbare Situationen habe ich schon gehört aber ich glaube sie kom-
men öfter vor. Bei dieser Anordnung fühle ich mich nicht gut, sie gefällt mir nicht, ich
würde sie auf keinen Fall ausführen, denn:
Es gibt eine Abmachung mit der Patientin und es liegt keine Lebensgefahr vor.
Die Anordnung würde ausgeführt.
Krankenschwester, 30 – 40 Jahre alt, 6 – 15 Jahre in der Psychiatrie,

17. Von vergleichbare Situationen habe ich schon gehört aber ich glaube sie kommen öfter vor. Bei dieser Anordnung fühle ich mich nicht gut, sie gefällt mir nicht, ich
würde sie auf keinen Fall ausführen, denn:
*Getroffene Absprachen sind bindend. Eitelkeiten von einzelnen OÄ. sind hinreichend
bekannt. Er soll sich andere Handlanger suchen. Ich mache da nicht mit*
Die Anordnung würde nicht ausgeführt.
Krankenpfleger, über 40 Jahre alt, über 15 Jahre in der Psychiatrie, Leitung
18. Von vergleichbaren Situationen habe ich schon gehört aber ich glaube sie
kommen öfter vor. Bei dieser Anordnung fühle ich mich nicht gut, sie gefällt mir nicht,
ich würde sie auf keinen Fall ausführen, denn:
*Die Entscheidungen von Fr.M. wurden bisher akzeptiert. Was will der OA sich
beweisen. Es gibt ausdrückliche Abmachungen und es besteht keine Lebensgefahr.*
Die Anordnung würde ausgeführt.
Krankenpfleger, 20 – 30 Jahre alt, 6 - 15 Jahre in der Psychiatrie

19. Vergleichbare Situationen habe ich noch nicht erlebt, ich glaube sie kommen selten vor. Bei dieser Anordnung fühle ich mich schlecht, sie ist falsch, ich würde sie auf keinen Fall ausführen, denn:

Die bisherige Compliance der Pat. würde völlig zerstört werden; ich würde ein gesamttherapeutisches Team einberufen und mich auf das bisherige Behandlungskonzept berufen, ggf. bis zum Chefarzt die Thematik vortragen

Die Anordnung würde nicht ausgeführt

Krankenschwester, 30 – 40 Jahre alt, 6 – 15 Jahre in der Psychiatrie, Leitung

20. Von vergleichbare Situationen habe ich schon gehört und ich glaube sie kommen selten vor. Bei dieser Anordnung fühle ich mich nicht so gut, sie gefällt mir nicht und ich würde sie auf keinen Fall ausführen, denn:

Unverantwortlich! In unserem Team würde das ganze Team versuchen den Arzt umzustimmen. Wenn die Anordnung dennoch ausgeführt würde, würde ich mir ernsthaft Gedanken machen, meinen Beruf zu wechseln

Ich weiss nicht, ob die Anordnung durchgeführt würde.

Krankenschwester, über 40 Jahre alt, über 15 Jahre in der Psychiatrie

21. Von vergleichbare Situationen habe ich schon gehört und ich glaube sie kommen selten vor. Bei dieser Anordnung fühle ich mich nicht so gut, sie gefällt mir nicht und ich würde sie auf keinen Fall ausführen, denn:

Fr. Müller ist offensichtlich in der Lage, mit ihrer Krankheit umzugehen, hat keinen Leidensdruck. Zwangsbehandlung wäre also falsch. Diese Anordnung müsste unbedingt diskutiert werden und kann so nicht ausgeführt werden.

Ich weiss nicht, ob die Anordnung durchgeführt würde.

Krankenpfleger, 30 – 40 Jahre alt, 6 – 15 Jahre in der Psychiatrie

22. Vergleichbare Situationen habe ich schon erlebt und ich glaube sie kommen öfter vor. Bei dieser Anordnung fühle ich mich schlecht, die Anordnung ist falsch und ich würde sie auf keinen Fall ausführen, denn:

Im Rahmen mit der Patientin zu verhandeln statt zu behandeln wäre die Anordnung falsch, auch hinsichtlich des Verlaufes und der Erklärung und Einschätzung der Patientin. Ein Begleiten und Bearbeiten hinsichtlich Frühwarnzeichen und/oder rechtzeitigem in Anspruch nehmen von Hilfen wäre sinnvoller.

Die Anordnung würde ausgeführt.

Krankenschwester, über 40 Jahre alt, über 15 Jahre in der Psychiatrie,

23. Von vergleichbaren Situationen habe ich schon gehört und ich glaube sie kommen selten vor. Bei dieser Anordnung fühle ich mich nicht so gut, sie gefällt mir nicht und ich würde sie auf keinen Fall ausführen, denn:

Zwangsmedikation und die Pflege muss den Kopf hinhalten; „Nein Danke". Denkt jemand an die Compliance beim Patienten?
Die Anordnung würde ausgeführt.
Krankenschwester, 20 – 30 Jahre alt, 6 – 15 Jahre in der Psychiatrie

24. Vergleichbare Situationen habe ich schon erlebt und ich glaube sie kommen öfter vor. Bei dieser Anordnung fühle ich mich nicht so gut, die Anordnung gefällt mir nicht so gut und ich würde sie auf keinen Fall ausführen, denn:
Sie ist juristisch nicht legitim und fachlich nicht angemessen. Es ist nicht mein Auftrag den „Teufelkreis" zu durchbrechen, Wenn der OA das will, soll er es selber tun.
Die Anordnung würde ausgeführt.
Krankenpfleger, 30 – 40 Jahre alt, 6 – 15 Jahre in der Psychiatrie. Leitung

25. Vergleichbare Situationen habe ich noch nicht erlebt aber ich glaube sie kommen öfter vor. Bei dieser Anordnung fühle ich mich schlecht, sie ist falsch, ich würde sie auf keinen Fall ausführen, denn:
Es besteht keine Indikation für die Zwangsmedikation.
Ich weiss nicht, ob die Anordnung durchgeführt würde.
Krankenpfleger, über 40 Jahre alt, bis 5 Jahre in der Psychiatrie

Einmal wurde die Durchführung der Anordnung abgelehnt ohne entsprechende Begründung

Anlage 3.4: Argumente für die Durchführung der ärztlichen Anordnung in Fallbeispiel 2

26. Ich habe von vergleichbaren Situationen schon gehört
Ich glaube, vergleichbare Situationen kommen selten vor
schlecht, die Anordnung ist falsch
Ich würde versuchen, den Arzt umzustimmen, wenn das nicht gelingt, die Anordnung ausführen
Der Arzt hat seine eigene Auffassung in dieser Situation festgelegt. Eine Arztanweisung sollte ausgeführt werden, muss aber nicht.
Ich weiss nicht, ob die Anordnung durchgeführt würde
Altenpflegerin, über 40 Jahre, bis 5 Jahre in der Psychiatrie

27. Ich habe von vergleichbaren Situationen schon gehört
Ich glaube, vergleichbare Situationen kommen öfter vor
nicht so gut, die Anordnung gefällt mir nicht
Ich würde versuchen, den Arzt umzustimmen, wenn das nicht gelingt, die Anordnung ausführen
Der Arzt ist weisungsbefugt, evt. hat er recht und der Pat. geht es dauerhaft besser.
Die Anordnung würde ausgeführt
Krankenpfleger, 31 – 40 Jahre, bis 5 Jahre in der Psychiatrie

28. Ich selber habe eine solche Situation noch nicht erlebt
Ich glaube, vergleichbare Situationen kommen öfter vor
schlecht, die Anordnung ist falsch
Ich würde versuchen, den Arzt umzustimmen, wenn das nicht gelingt, die Anordnung ausführen
Ich muss leider die Anordnung ausführen, aber ich werde auch dokumentieren, dass ich mit dieser Anordnung nicht einverstanden bin.
Die Anordnung würde ausgeführt
Krankenschwester, über 40 Jahre, bis 5 Jahre in der Psychiatrie

29. Ich selber habe eine solche Situation noch nicht erlebt
Ich glaube, vergleichbare Situationen kommen öfter vor
nicht so gut, die Anordnung gefällt mir nicht
Ich würde versuchen, den Arzt umzustimmen, wenn das nicht gelingt, die Anordnung ausführen
Der einmal geschlossene Behandlungsvertrag sollte eingehalten werden, die Compliance wäre sonst wohl weg. Falls der Arzt sich nicht umstimmen lässt, soll er das Medikament selbst verabreichen.
Ich weiss nicht, ob die Anordnung durchgeführt würde
Krankenpfleger, 31 – 40 Jahre, 6 – 15 Jahre in der Psychiatrie

30. Ich habe selber vergleichbare Situationen erlebt
Ich glaube, vergleichbare Situationen kommen öfter vor
nicht so gut, die Anordnung gefällt mir nicht
Ich würde versuchen, den Arzt umzustimmen, wenn das nicht gelingt, die Anordnung ausführen
letztlich würde ich zur Meinung anderer Berufsgruppen greifen

Die Anordnung würde ausgeführt
Krankenschwester, 31 – 40 Jahre, 6 – 15 Jahre in der Psychiatrie

31. Ich selber habe eine solche Situation noch nicht erlebt
Ich glaube, vergleichbare Situationen kommen öfter vor
zwiespältig, die Anordnung ist aber verständlich
Ich würde versuchen, den Arzt umzustimmen, wenn das nicht gelingt, die Anordnung
ausführen
*Im Gegensatz zum ersten Fall scheint die Anordnung auf einer berufsethischen und
fachlichen Entscheidung zu beruhen, Absprachen mit Patienten über Jahre unhinter-
fragt einzuhalten erscheint mir fragwürdig. Das Dilemma liegt m. E. in der nicht
geklärten Frage, wer denn entscheidet, ob der Zustand der Patientin lebensbedrohlich ist und dafür die Verantwortung übernimmt.*
Die Anordnung würde ausgeführt
Krankenpfleger, über 40 Jahre, 6 - 15 Jahre in der Psychiatrie, Leitung

32. Ich selber habe eine solche Situation noch nicht erlebt
Ich glaube, vergleichbare Situationen kommen öfter vor
nicht so gut, die Anordnung gefällt mir nicht
Ich würde versuchen, den Arzt umzustimmen, wenn das nicht gelingt, die Anordnung
ausführen
*evt. die Rückkehr des im Urlaub befindlichen OA abwarten, bei Zwangsmedikation
dies den OA selbst durchführen lassen.*
Die Anordnung würde ausgeführt
Krankenpfleger, 31 – 40 Jahre, 6 – 15 Jahre in der Psychiatrie

33. Ich selber habe eine solche Situation noch nicht erlebt
Ich glaube, vergleichbare Situationen kommen selten vor
schlecht, die Anordnung ist falsch
Ich würde versuchen, den Arzt umzustimmen, wenn das nicht gelingt, die Anordnung
ausführen
*Es ist schwierig diese Frage zu beantworten, da OA – Anordnungen ausgeführt
werden müssen. In diesem Fall hielte ich es für besser, keine Medikamente zu
geben.*
Die Anordnung würde ausgeführt
Krankenschwester, 31 – 40 Jahre, bis 5 Jahre in der Psychiatrie

34. Ich habe selber vergleichbare Situationen erlebt
Ich glaube, vergleichbare Situationen kommen öfter vor
nicht so gut, die Anordnung gefällt mir nicht
Ich würde versuchen, den Arzt umzustimmen, wenn das nicht gelingt, die Anordnung
ausführen
*Der Arzt kennt die Patientin nicht und hat die Erfahrung der Symptomverbesserung
ohne Medikamente noch nicht gemacht und aber er ist verantwortlich.*
Die Anordnung würde ausgeführt
Krankenschwester, 20 – 30 Jahre, bis 5 Jahre in der Psychiatrie

35. Ich selber habe eine solche Situation noch nicht erlebt
Ich glaube, vergleichbare Situationen kommen selten vor

nicht so gut, die Anordnung gefällt mir nicht
Ich würde versuchen, den Arzt umzustimmen, wenn das nicht gelingt, die Anordnung
ausführen
*Bisher hat sich gezeigt, dass die manische Phase ohne medikamentöse Behandlung
und ohne Folgen abklingt, das wäre vielleicht auch dieses Mal so. Der Arzt hat immer
noch die Verantwortung für die Patientin, es hätte fatale Folgen für mich, würde ich
die Anordnung nicht ausführen und es passiert etwas.*
Die Anordnung würde ausgeführt
Krankenschwester, 31 – 40 Jahre, 6 - 15 Jahre in der Psychiatrie

36. Ich selber habe eine solche Situation noch nicht erlebt
Ich glaube, vergleichbare Situationen kommen selten vor
schlecht, die Anordnung ist falsch
Ich würde versuchen, den Arzt umzustimmen, wenn das nicht gelingt, die Anordnung
ausführen
*Der Arzt ist verantwortlich für die medikamentöse Behandlung und mir weisungsbe-
fugt.*
Die Anordnung würde ausgeführt
Krankenschwester, 31 – 40 Jahre, 6 - 15 Jahre in der Psychiatrie

37. Ich habe selber vergleichbare Situationen erlebt
Ich glaube, vergleichbare Situationen kommen öfter vor
nicht so gut, die Anordnung gefällt mir nicht
Ich würde versuchen, den Arzt umzustimmen, wenn das nicht gelingt, die Anordnung
ausführen
*Mit richterlichem Beschluss habe ich keine andere Wahl, kann aber immer wieder
darüber diskutieren und äußern, dass ich anderer Meinung bin und versuchen etwas
zu ändern, sonst müsste ich mir eine neue Arbeit suchen.*
Die Anordnung würde ausgeführt
Altenpflegerin, 31 - 40 Jahre, bis 5 Jahre in der Psychiatrie

38. Ich selber habe eine solche Situation noch nicht erlebt
Ich glaube, vergleichbare Situationen kommen selten vor
nicht so gut, die Anordnung gefällt mir nicht
Ich würde versuchen, den Arzt umzustimmen, wenn das nicht gelingt, die Anordnung
ausführen
*Ich finde dass das Vertrauen der Pat. erheblich missbraucht wird und dadurch der
Therapieerfolg gefährdet ist, das würde ich dem Arzt auch so sagen. Bei Uneinsich-
tigkeit seinerseits würde ich seine Einstellung respektieren und die Anordnung
ausführen.*
Ich weiss nicht, ob die Anordnung ausgeführt würde.
Krankenschwester, über 40 Jahre, 6 - 15 Jahre in der Psychiatrie

39. Ich selber habe eine solche Situation noch nicht erlebt
Ich glaube, vergleichbare Situationen kommen selten vor
nicht so gut, die Anordnung gefällt mir nicht
Ich würde versuchen, den Arzt umzustimmen, wenn das nicht gelingt, die Anordnung
ausführen

Wenn bei der Diskussion mit dem Arzt keine Einigung erfolgt, muss ich seine Kompetenz akzeptieren und die Anordnung befolgen, evt. später erneut versuchen, durch Aufzeigen der sich daraus entwickelnden Situation, ihn umzustimmen.
Die Anordnung würde ausgeführt
Krankenschwester, über 40 Jahre, bis 5 Jahre in der Psychiatrie

40. Ich habe selber vergleichbare Situationen erlebt
Ich glaube, vergleichbare Situationen kommen öfter vor
nicht so gut, die Anordnung gefällt mir nicht
Ich würde versuchen, den Arzt umzustimmen, wenn das nicht gelingt, die Anordnung ausführen
Eine einseitige Änderung eines therapeutischen Kontraktes ist nur unter absoluten fachlichen Zwängen akzeptabel. Ich muss die Anordnung aber aus haftungsrechtlichen Gründen und wegen der ärztlichen Weisungsbefugnis durchführen.
Die Anordnung würde ausgeführt
Krankenpfleger, 31 – 40 Jahre, 6 - 15 Jahre in der Psychiatrie, Leitung (PDL)

41. Ich habe selber vergleichbare Situationen erlebt
Ich glaube, vergleichbare Situationen kommen öfter vor
zwiespältig, die Anordnung ist aber verständlich
Ich habe keine andere Wahl, als sie auszuführen
Um mir Ärger zu ersparen.
Die Anordnung würde ausgeführt
Krankenpfleger, über 40 Jahre, 6 - 15 Jahre in der Psychiatrie

42. Ich selber habe eine solche Situation noch nicht erlebt
Ich glaube, vergleichbare Situationen kommen selten vor
nicht so gut, die Anordnung gefällt mir nicht
Ich würde versuchen, den Arzt umzustimmen, wenn das nicht gelingt, die Anordnung ausführen
Arzt steht dafür gerade, würde die Zusammenarbeit nicht gefährden.
Ich weiss nicht, ob die Anordnung durchgeführt würde
Krankenpfleger, 31- 40 Jahre, bis 5 Jahre in der Psychiatrie

43. Ich habe von vergleichbaren Situationen schon gehört
Ich glaube, vergleichbare Situationen kommen öfter vor
schlecht, die Anordnung ist falsch
Ich würde versuchen, den Arzt umzustimmen, wenn das nicht gelingt, die Anordnung ausführen
Die Anordnung ist kontraproduktiv und macht die bisherige Arbeit zunichte, aber der Arzt hat die Entscheidung.
Die Anordnung würde ausgeführt
Krankenpfleger, über 40 Jahre, bis 5 Jahre in der Psychiatrie

44. Ich habe selber vergleichbare Situationen erlebt
Ich glaube, vergleichbare Situationen kommen öfter vor
nicht so gut, die Anordnung gefällt mir nicht
Ich würde versuchen, den Arzt umzustimmen, wenn das nicht gelingt, die Anordnung ausführen

Behandlungsentscheidungen treffen die Ärzte und als Pflegekraft muss man diese durchführen. (leider)
Die Anordnung würde ausgeführt
Krankenschwester, über 40 Jahre, 6 - 15 Jahre in der Psychiatrie

45. Ich habe selber vergleichbare Situationen erlebt
Ich glaube, vergleichbare Situationen kommen selten vor
nicht so gut, die Anordnung gefällt mir nicht
Ich würde versuchen, den Arzt umzustimmen, wenn das nicht gelingt, die Anordnung ausführen
Wegen den Erfahrungen mit der Pat. und dem Behandlungsvertrag, der Arzt ist weisungsbefugt.
Ich weiss nicht, ob die Anordnung durchgeführt würde
Krankenschwester, 31 - 40 Jahre, 6 - 15 Jahre in der Psychiatrie, Leitung

46. Ich habe selber vergleichbare Situationen erlebt
Ich glaube, vergleichbare Situationen kommen öfter vor
nicht so gut, die Anordnung gefällt mir nicht
Ich würde versuchen, den Arzt umzustimmen, wenn das nicht gelingt, die Anordnung ausführen
Mit dem eigentlichen OA Entscheidung neu diskutieren und bis dahin ausführen, alles andere wäre Arbeitsverweigerung.
Die Anordnung würde ausgeführt
Krankenschwester, 20 - 30 Jahre, 6 - 15 Jahre in der Psychiatrie

47. Ich selber habe eine solche Situation noch nicht erlebt
Ich glaube, vergleichbare Situationen kommen selten vor
nicht so gut, die Anordnung gefällt mir nicht
Ich würde versuchen, den Arzt umzustimmen, wenn das nicht gelingt, die Anordnung ausführen
Ich finde es sehr wichtig, den persönlichen Willen der Pat. zu respektieren. Der Weg den die Pat. gewählt hat imponiert mir. Leider muss ich auch hier dem Arzt als Vorgesetzten gehorchen.
Die Anordnung würde ausgeführt
Krankenschwester, 31 - 40 Jahre, bis 5 Jahre in der Psychiatrie

48. Ich habe selber vergleichbare Situationen erlebt
Ich glaube, vergleichbare Situationen kommen selten vor
schlecht, die Anordnung ist falsch
Ich würde versuchen, den Arzt umzustimmen, wenn das nicht gelingt, die Anordnung ausführen
Der Arzt ist weisungsbefugt, ich würde ihm aber sagen, dass ich seine Entscheidung nicht vertreten kann.
Die Anordnung würde ausgeführt
Krankenschwester, 31 - 40 Jahre, 6 - 15 Jahre in der Psychiatrie

49. Ich selber habe eine solche Situation noch nicht erlebt
Ich glaube, vergleichbare Situationen kommen selten vor

schlecht, die Anordnung ist falsch
Ich würde versuchen, den Arzt umzustimmen, wenn das nicht gelingt, die Anordnung
ausführen
*Die Durchführung würde die bisherige Compliance wohl zerstören. Ich kann schlecht
glauben, dass die Pat. mit ihrer Manie zufrieden ist. Eine Phasenprophylaxe sollte im
gesunden Zustand thematisiert werden. Aber auch hier sitzt der Doc am längeren
Hebel.*
Ich weiss nicht, ob die Anordnung durchgeführt würde
Krankenschwester, 31 - 40 Jahre, 6 - 15 Jahre in der Psychiatrie

50. Ich selber habe eine solche Situation noch nicht erlebt
Ich glaube, vergleichbare Situationen kommen selten vor
zwiespältig, die Anordnung ist aber verständlich
Ich würde versuchen, den Arzt umzustimmen, wenn das nicht gelingt, die Anordnung
ausführen
*Letztendlich habe ich solche Anordnungen auszuführen. Es bestünde noch die
Möglichkeit den Chefarzt heran zu ziehen. Ich würde das nicht unversucht lassen
und meine Meinung auch dokumentieren.*
Ich weiss nicht, ob die Anordnung durchgeführt würde
Krankenschwester, 31 - 40 Jahre, 6 - 15 Jahre in der Psychiatrie

51. Ich habe selber vergleichbare Situationen erlebt
Ich glaube, vergleichbare Situationen kommen öfter vor
schlecht, die Anordnung ist falsch
Ich würde versuchen, den Arzt umzustimmen, wenn das nicht gelingt, die Anordnung
ausführen
*Der Arzt trifft die Entscheidungen und das Pflegepersonal hat diese auszuführen.
Mitspracherecht gibt es kaum.*
Die Anordnung würde ausgeführt
Krankenschwester, 31 - 40 Jahre, 6 - 15 Jahre in der Psychiatrie

52. Ich selber habe eine solche Situation noch nicht erlebt
Ich glaube, vergleichbare Situationen kommen selten vor
nicht so gut, die Anordnung gefällt mir nicht
Ich würde versuchen, den Arzt umzustimmen, wenn das nicht gelingt, die Anordnung
ausführen
*Wenn sich der Arzt auf keine Diskussion einlässt, würde ich die Med. verabreichen.
dabei bin ich mir der Folgen für mein weiteres Miteinander mit der Pat. voll bewusst.
Der Arzt ist jedoch weisungsbefugt.*
Die Anordnung würde ausgeführt
Krankenschwester, 20 - 30 Jahre, bis 5 Jahre in der Psychiatrie

53. Ich habe selber vergleichbare Situationen erlebt
Ich glaube, vergleichbare Situationen kommen öfter vor
nicht so gut, die Anordnung gefällt mir nicht
Ich würde versuchen, den Arzt umzustimmen, wenn das nicht gelingt, die Anordnung
ausführen
*Es kommt oft vor, dass die Ärzte alleine entscheiden. Für mich sind solche Situatio-
nen schwer, weil ich nicht mit allem einverstanden bin, aber das sage ich auch dann.*

*Aber die machen trotzdem, was sie für richtig halten ohne Rücksicht auf die Bedürf-
nisse anderer.*
Die Anordnung würde ausgeführt
Krankenschwester, 31 - 40 Jahre, bis 5 Jahre in der Psychiatrie

54. Ich selber habe eine solche Situation noch nicht erlebt
Ich glaube, vergleichbare Situationen kommen selten vor
schlecht, die Anordnung ist falsch
Ich würde versuchen, den Arzt umzustimmen, wenn das nicht gelingt, die Anordnung
ausführen
*Da der OA mir weisungsbefugt ist. Dabei würde es mir jedoch sehr schlecht gehen,
das Vertrauen von Frau Müller missbrauchen zu müssen. Wahrscheinlich würde ich
dies auch gegenüber Frau Müller signalisieren und meine Enttäuschung und Wut
gegenüber dem Oberarzt äußern*
Die Anordnung würde ausgeführt
Krankenschwester, 20 - 30 Jahre, bis 5 Jahre in der Psychiatrie

55. Ich habe selber vergleichbare Situationen erlebt
Ich glaube, vergleichbare Situationen kommen selten vor
schlecht, die Anordnung ist falsch
Ich würde versuchen, den Arzt umzustimmen, wenn das nicht gelingt, die Anordnung
ausführen
*Hier setzt sich der OA über sämtliche bisherigen Behandlungen und auch über die
Entscheidung seines Kollegen hinweg. Auch der Teambeschluss wird ignoriert.
Leider habe ich solche Entscheidungen selber schon erlebt. Aber man kann gegen
so etwas leider nichts machen. OA – Anordnungen müssen im Endeffekt immer
ausgeführt werden*
Die Anordnung würde ausgeführt
Krankenpfleger, über 40 Jahre, über 15 Jahre in der Psychiatrie, Leitung

56. Ich selber habe eine solche Situation noch nicht erlebt
Ich glaube, vergleichbare Situationen kommen selten vor
schlecht, die Anordnung ist falsch
Ich würde versuchen, den Arzt umzustimmen, wenn das nicht gelingt, die Anordnung
ausführen
OA – Befehl ist kein Gottesbefehl, ich würde Dienst nach Vorschrift machen.
Ich weiss nicht, ob die Anordnung durchgeführt würde
Krankenpfleger, über 40 Jahre, bis 6 Jahre in der Psychiatrie

57. Ich habe selber vergleichbare Situationen erlebt
Ich glaube, vergleichbare Situationen kommen öfter vor
nicht so gut, die Anordnung gefällt mir nicht
Ich würde versuchen, den Arzt umzustimmen, wenn das nicht gelingt, die Anordnung
ausführen
*Vereinbarungen können nicht einfach übergangen werden, das behandelnde Team
muss die Auswirkungen der Anordnung „von Oben" ertragen*
Die Anordnung würde ausgeführt
Krankenpfleger, 31 - 40 Jahre, 6 - 15 Jahre in der Psychiatrie, Leitung

58. Ich selber habe eine solche Situation noch nicht erlebt
Ich glaube, vergleichbare Situationen kommen selten vor
nicht so gut, die Anordnung gefällt mir nicht
Ich würde versuchen, den Arzt umzustimmen, wenn das nicht gelingt, die Anordnung
ausführen
*Ärztliche Anordnungen sind weisend. Natürlich versuche ich als Bezugsperson, dem
Arzt die Patientin näher zu bringen und zu vermitteln. Falls ein Patientenpass exis-
tiert, würde ich auch einen zweiten Arzt, der die Pat. von früheren Aufenthalten
kennt, hinzuziehen um die Entscheidung rückgängig zu machen.*
Ich weiss nicht, ob die Anordnung durchgeführt würde
Krankenschwester, über 40 Jahre, bis 5 Jahre in der Psychiatrie

59. Ich selber habe eine solche Situation noch nicht erlebt
Ich glaube, vergleichbare Situationen kommen selten vor
zwiespältig, die Anordnung ist aber verständlich
Ich würde versuchen, den Arzt umzustimmen, wenn das nicht gelingt, die Anordnung
ausführen
*Obwohl ich nicht viel Aussicht habe, da er seine Entscheidung fest begründet. Dann
würde ich die Anweisung, zwar gegen meine Meinung, ausführen. der Arzt sitzt in
diesem Fall am längeren Hebel und wenn ich es nicht ausführe ist dies eine Verweigerung der ärztlichen Anordnung mit evt. Folgen.*
Die Anordnung würde ausgeführt
Krankenschwester, 30 - 40 Jahre, bis 5 Jahre in der Psychiatrie

60. Ich habe von vergleichbaren Situationen schon gehört
Ich glaube, vergleichbare Situationen kommen öfter vor
nicht so gut, die Anordnung gefällt mir nicht
Ich würde versuchen, den Arzt umzustimmen, wenn das nicht gelingt, die Anordnung
ausführen
*Wenn er meinen Argumenten gegenüber ablehnend ist, die Anordnung, bedingt
durch die ärztliche Weisungspflicht, durchführen.*
Die Anordnung würde ausgeführt
Krankenschwester, 20 - 30 Jahre, 6 - 15 Jahre in der Psychiatrie, Leitung

61. Ich habe selber vergleichbare Situationen erlebt
Ich glaube, vergleichbare Situationen kommen öfter vor
schlecht, die Anordnung ist falsch
Ich würde versuchen, den Arzt umzustimmen, wenn das nicht gelingt, die Anordnung
ausführen
*Pat. könnte bei ihrem psychotischen Erleben zu Eigengefährdung neigen, ich möchte
die Verantwortung nicht übernehmen.*
Die Anordnung würde ausgeführt
Altenpfleger, 31 – 40 Jahre, 6 – 15 Jahre in der Psychiatrie

62. Ich habe selber vergleichbare Situationen erlebt
Ich glaube, vergleichbare Situationen kommen öfter vor
schlecht, die Anordnung ist falsch
Ich würde versuchen, den Arzt umzustimmen, wenn das nicht gelingt, die Anordnung
ausführen

*Voraufnahmen haben gezeigt, das eine Behandlung ohne Medikamente möglich ist,
wenn es vom Team getragen wird. Aus ethischer Sicht ist eine Selbstbestimmung im
Wahn nicht möglich.*
Die Anordnung würde ausgeführt
Krankenpfleger, 31 – 40 Jahre, 6 – 15 Jahre in der Psychiatrie, Leitung

63. Ich habe selber vergleichbare Situationen erlebt
Ich glaube, vergleichbare Situationen kommen öfter vor
zwiespältig, die Anordnung ist aber verständlich
Ich würde versuchen, den Arzt umzustimmen, wenn das nicht gelingt, die Anordnung
ausführen
*Ich bin mit einer **hochdosierten** (im O. unterstrichen, Verf.) Medikation nicht einver-
standen.*
Die Anordnung würde ausgeführt
Krankenschwester, 20 – 30 Jahre, bis 5 Jahre in der Psychiatrie

64. Ich habe von vergleichbaren Situationen schon gehört
Ich glaube, vergleichbare Situationen kommen öfter vor
nicht so gut, die Anordnung gefällt mir nicht
Ich würde versuchen, den Arzt umzustimmen, wenn das nicht gelingt, die Anordnung
ausführen
*Arzt kennt die Pat. nur aus der Krankengeschichte, der Fall hat für ihn eine andere
Tragweite, die Abmachung keine Medikamente zu geben wurde vom anderen OA
gemacht, Kann mich mit der Sichtweise des Oberarztes gut auseinandersetzen und
sie verstehen, Kann verstehen, dass die Krankheit auch Urlaub sein kann für die
Pat., denke aber auch das die Pat. zur Ruhe kommen sollte um über ihre Zukunft
nachzudenken und zu reflektieren.*
Die Anordnung würde ausgeführt
Altenpflegerin, über 40 Jahre, 6 - 15 Jahre in der Psychiatrie, Leitung

65. Ich selber habe eine solche Situation noch nicht erlebt
Ich glaube, vergleichbare Situationen kommen selten vor
nicht so gut, die Anordnung gefällt mir nicht
Ich würde die Anordnung ausführen
Weil es zur allgemeinen Unruhe führt und dreißig andere Patienten darunter leiden.
Die Anordnung würde ausgeführt
Krankenschwester, 31 – 40 Jahre, 6 - 15 Jahre in der Psychiatrie

66. Ich habe selber vergleichbare Situationen erlebt
Ich glaube, vergleichbare Situationen kommen öfter vor
zwiespältig, die Anordnung ist aber verständlich
Ich würde die Anordnung ausführen
*Die Pat. bagatellisiert ihre „Zustände" und ist sich nicht klar, was sie damit in ihrer
Umgebung anrichtet. Die Pat. verliert aus meiner Sicht ihre weibliche Intimsphäre
und Würde und dies sollte Bestandteil in der Behandlung sein. D.h. es ist unsere
Aufgabe, die Pat. vor weiteren Ausbrüchen zu schützen, sie muss sich mit ihrer
Verantwortung auseinandersetzen.*
Die Anordnung würde ausgeführt
Krankenschwester, 31 – 40 Jahre, 6 - 15 Jahre in der Psychiatrie

67. Ich selber habe eine solche Situation noch nicht erlebt

Ich glaube, vergleichbare Situationen kommen selten vor
gut, die Anordnung ist in Ordnung und richtig
Ich würde die Anordnung ausführen
*Im Rahmen einer Manie kann es zu Kreislaufstörungen kommen, durch Überaktivität
ist die Pat. gefährdet einen Herzinfarkt zu bekommen. Es dient zum Schutz der Pat.,
auch wenn sie keine Krankheitseinsicht hat, dadurch könnte die Chance bestehen,
dass ihre jährlichen Aufenthalte wegfallen.*
Die Anordnung würde ausgeführt
Krankenpfleger, 20 – 30 Jahre, bis 5 Jahre in der Psychiatrie

68. Ich selber habe eine solche Situation noch nicht erlebt
Ich glaube, vergleichbare Situationen kommen selten vor
schlecht, die Anordnung ist falsch
Ich würde versuchen, den Arzt umzustimmen, wenn das nicht gelingt, die Anordnung
ausführen
*Rechtliche Grundlagen müssten geklärt sein, die Nebenwirkungen der Medikamente
sind geringer als das Leiden (auch der Umgebung) an der Krankheit.*
Die Anordnung würde ausgeführt
Krankenpfleger, 20 – 30 Jahre, bis 5 Jahre in der Psychiatrie

69. Ich selber habe eine solche Situation noch nicht erlebt
Ich glaube, vergleichbare Situationen kommen öfter vor
zwiespältig, die Anordnung ist aber verständlich
Ich würde die Anordnung ausführen
*Die Argumente des Arztes sind für mich nachvollziehbar und Frau Müller hat bisher
noch keine Medikamente erhalten, sie kann gar nicht wissen, dass es ihr evt. besser
gehen würde, wenn sie Medikamente bekommt und nicht jährlich solche peinlichen
und belastenden Situationen ausgesetzt ist.*
Die Anordnung würde ausgeführt
Krankenschwester, 20 - 30 Jahre, 6 - 15 Jahre in der Psychiatrie

70. Ich selber habe eine solche Situation noch nicht erlebt
Ich glaube, vergleichbare Situationen kommen selten vor
zwiespältig, die Anordnung ist aber verständlich
Ich habe keine andere Wahl, als sie auszuführen
*Bei Eigengefährdung ist die Maßnahme gerechtfertigt, evt. noch andere Ärzte
informieren.*
Die Anordnung würde ausgeführt
Krankenpfleger, 31- 40 Jahre, bis 5 Jahre in der Psychiatrie

71. Ich habe selber vergleichbare Situationen erlebt

Ich glaube, vergleichbare Situationen kommen öfter vor
zwiespältig, die Anordnung ist aber verständlich
Ich würde versuchen, den Arzt umzustimmen, wenn das nicht gelingt, die Anordnung
ausführen
*Da es im Vorfeld immer wieder für die Patientin geklappt hat, ohne Medikamente ein
Jahr lang stabil zu bleiben, sehe ich mich in diesem Fall als „Anwalt des Pat.", der die
Bedürfnisse und Ressourcen berücksichtigt. Andererseits ist auch die rein medizini-*

sche Sicht des Arztes nachvollziehbar, es zumindest einmal mit Medikamenten zu versuchen. In der Praxis werden fast immer (auch mit Zwang) Medikamente verabreicht.
Die Anordnung würde ausgeführt
Krankenschwester, über 40 Jahre, 6 - 15 Jahre in der Psychiatrie

72. Ich habe selber vergleichbare Situationen erlebt
Ich glaube, vergleichbare Situationen kommen öfter vor
zwiespältig, die Anordnung ist aber verständlich
Ich habe keine andere Wahl, als sie auszuführen
Zu beachten ist, wie Fr. M. sich in ihrer manischen Phase verhält, zu beachten ist auch ihre leicht sexuelle Enthemmtheit. Dagegen spricht, dass sich ihr Zustand recht schnell wieder normalisiert. Der Versuch wäre es wert, herauszufinden auf welches Medikament sie sich einlassen könnte. Depot soll der OA selbst spritzen
Die Anordnung würde ausgeführt
Krankenschwester, über 40 Jahre, 6 - 15 Jahre in der Psychiatrie

73. Ich selber habe eine solche Situation noch nicht erlebt
Ich glaube, vergleichbare Situationen kommen selten vor
nicht so gut, die Anordnung gefällt mir nicht
Ich würde versuchen, den Arzt umzustimmen, wenn das nicht gelingt, die Anordnung ausführen
Frau Müller hat bisher keinerlei Erfahrung mit Medikamenten, vielleicht wäre sie Medikamenten weniger abgeneigt wenn sie mit ihnen seltener in die Klinik müsste. Eine hochdosierte Verabreichung wäre meiner Meinung nach weniger angebracht. Durch eine niedrig dosierte Darreichung, z.B. atypischer Neuroleptika, könnte sie noch ein wenig „Urlaub vom Alltag" machen, die Spitzen wären aber genommen.
Die Anordnung würde ausgeführt
Krankenschwester, 31 - 40 Jahre, 6 - 15 Jahre in der Psychiatrie

74. Ich habe selber vergleichbare Situationen erlebt
Ich glaube, vergleichbare Situationen kommen öfter vor
zwiespältig, die Anordnung ist aber verständlich
Ich würde versuchen, den Arzt umzustimmen, wenn das nicht gelingt, die Anordnung ausführen
Die Patientin ist auf der Station bekannt und jeder weis, dass die manische Phase bereits nach einigen Tagen ohne Medikamente abklingt. Von daher wäre ich dafür, diese Phase ohne Medikamente mit zu tragen. allerdings könnte ich die Medikation akzeptieren, wenn die Mitpatienten durch sie erheblich gestört werden und deren Gesundungsprozess dadurch beeinträchtigt würde. Schwierige Situation!
Ich weiss nicht, ob die Anordnung durchgeführt würde
Krankenschwester, 20 - 30 Jahre, bis 5 Jahre in der Psychiatrie, Leitung

75. Ich habe von vergleichbaren Situationen schon gehört
Ich glaube, vergleichbare Situationen kommen öfter vor
zwiespältig, die Anordnung ist aber verständlich
Ich würde die Anordnung ausführen
Ich bin der Meinung, dass die Entscheidung richtig   ist, die Pat. gefährdet andere Leute.
Die Anordnung würde ausgeführt

Krankenschwester, über 41 Jahre, bis 5 Jahre in der Psychiatrie

76. Ich selber habe eine solche Situation noch nicht erlebt
Ich glaube, vergleichbare Situationen kommen selten vor
nicht so gut, die Anordnung gefällt mir nicht
Ich würde versuchen, den Arzt umzustimmen, wenn das nicht gelingt, die Anordnung
ausführen
Pat. ist eigengefährdent
Die Anordnung würde ausgeführt
Krankenschwester, über 41 Jahre, bis 5 Jahre in der Psychiatrie

77. Ich habe selber vergleichbare Situationen erlebt
Ich glaube, vergleichbare Situationen kommen öfter vor
zwiespältig, die Anordnung ist aber verständlich
Ich habe keine andere Wahl, als sie auszuführen
*Ich persönlich mag es nicht, zwangsweise Medikamente zu verabreichen, kann aber
den OA verstehen, da es schwierig ist 4 oder 6 Pat. mit gleicher Symtomatik auf
Station zu halten. Die Pat. könnte in Stress kommen und ich kenne nur eine medi-
kamentöse Behandlung von manischen Erkrankungen.*
Die Anordnung würde ausgeführt
Krankenpfleger, 20 -30 Jahre, bis 5 Jahre in der Psychiatrie

78. Ich habe selber vergleichbare Situationen erlebt
Ich glaube, vergleichbare Situationen kommen selten vor
nicht so gut, die Anordnung gefällt mir nicht
Ich würde die Anordnung ausführen
*Ich würde Fr. Müller den Sinn und Zweck erklären und ihr Medikamente anbieten,
Zwangsmedikation (i.m, i.v.) ist Arztsache. wenn ein Vertrag besteht soll sich auch
daran gehalten werden. Schutz der anderen Pat. ist jedoch wichtig.*
Die Anordnung würde ausgeführt
Krankenschwester, über 40 Jahre, 6 - 15 Jahre in der Psychiatrie

79. Ich habe von vergleichbaren Situationen schon gehört
Ich glaube, vergleichbare Situationen kommen öfter vor
zwiespältig, die Anordnung ist aber verständlich
Ich würde versuchen, den Arzt umzustimmen, wenn das nicht gelingt, die Anordnung
ausführen
*Medikamente für Frau M. finde ich sinnvoll, doch man sollte versuchen, es ohne
Zwang auszuprobieren. Der Zustand dieser Frau kann wirklich lebensbedrohlich
werden. Ich würde versuchen Alternativen zu suchen, eine Zwangsmedikation sollte
wirklich die allerletzte Möglichkeit sein.*
Die Anordnung würde ausgeführt
Krankenschwester, 31 - 40 Jahre, 6 - 15 Jahre in der Psychiatrie, Leitung

80. Ich selber habe eine solche Situation noch nicht erlebt
Ich glaube, vergleichbare Situationen kommen selten vor
zwiespältig, die Anordnung ist aber verständlich

Ich würde die Anordnung ausführen
Ich würde die Anordnung ausführen, obwohl ich ein zwiespältiges Gefühl dabei habe.
Ich sehe beide Seiten, die Pat. fühlt sich zwar gut in ihrer manischen Phase, aber sie
ist auch vielen Gefahren ausgesetzt.
Die Anordnung würde ausgeführt
Krankenschwester, 20 - 30 Jahre, bis 5 Jahre in der Psychiatrie

81. Ich selber habe eine solche Situation noch nicht erlebt
Ich glaube, vergleichbare Situationen kommen öfter vor
schlecht, die Anordnung ist falsch
Ich würde versuchen, den Arzt umzustimmen, wenn das nicht gelingt, die Anordnung
ausführen
Die Anordnung verletzt klar die Selbstbestimmung der Pat. und eine medikamentöse
Behandlung war bei den vorherigen, gut verlaufenden Unterbringungen nicht not-
wendig. Der Pat. ist es zu ermöglichen, sich mit ihrer Psychose bewusst auseinan-
derzusetzen.
Die Anordnung würde ausgeführt
Krankenpfleger, 31 – 40 Jahre, 6 – 15 Jahre in der Psychiatrie

82. Ich selber habe eine solche Situation noch nicht erlebt
Ich glaube, vergleichbare Situationen kommen öfter vor
nicht so gut, die Anordnung gefällt mir nicht
Ich würde versuchen, den Arzt umzustimmen, wenn das nicht gelingt, die Anordnung
ausführen
Ich würde bei Eintritt einer tatsächlichen lebensbedrohlichen Situation der Zwangs-
medikation zustimmen, sehe aber im vorliegenden Fall keinerlei Grundlage für die
Notwendigkeit einer solchen Maßnahme
Die Anordnung würde nicht ausgeführt
Krankenpfleger, 31 – 40 Jahre, 6 – 15 Jahre in der Psychiatrie

83. Ich habe von vergleichbaren Situationen schon gehört
Ich glaube, vergleichbare Situationen kommen selten vor
nicht so gut, die Anordnung gefällt mir nicht
Ich würde versuchen, den Arzt umzustimmen, wenn das nicht gelingt, die Anordnung
ausführen
Patientenrechte, die auch dokumentiert wurden. Für Frau. M. ist dies „Urlaub" und
der OA sieht eine lebensbedrohliche Situation. Die Medikation ist eine Einschrän-
kung für Frau M. dies sollten OA und Pat. besprechen und es würde von mir doku-
mentiert.
Die Anordnung würde nicht ausgeführt
Krankenschwester, 31 – 40 Jahre, bis 5 Jahre in der Psychiatrie

84. Ich selber habe eine solche Situation noch nicht erlebt
Ich glaube, vergleichbare Situationen kommen selten vor
nicht so gut, die Anordnung gefällt mir nicht
Ich würde versuchen, den Arzt umzustimmen, wenn das nicht gelingt, die Anordnung
ausführen
Die letzten Aufenthalte haben gezeigt, dass es auch ohne Medikamente geht, warum
soll es jetzt anders sein

Ich weiss nicht, ob die Anordnung durchgeführt würde
Altenpflegerin, 31 - 40 Jahre, 6 - 15 Jahre in der Psychiatrie

85. Ich selber habe eine solche Situation noch nicht erlebt
Ich glaube, vergleichbare Situationen kommen öfter vor
nicht so gut, die Anordnung gefällt mir nicht
Ich würde versuchen, den Arzt umzustimmen, wenn das nicht gelingt, die Anordnung
ausführen
*Mit Hinweis auf die Tragfähigkeit und unseren Erfahrungen mit dieser Pat. und ihrer
Symptomatik. Verweis auf Krankenakte, evt. später fehlende Compliance, ich vertre-
te hier die Wünsche der Pat.*
Die Anordnung würde ausgeführt
Krankenschwester, 31 - 40 Jahre, 6 - 15 Jahre in der Psychiatrie

86. Ich selber habe eine solche Situation noch nicht erlebt
Ich glaube, vergleichbare Situationen kommen selten vor
schlecht, die Anordnung ist falsch
Ich würde versuchen, den Arzt umzustimmen, wenn das nicht gelingt, die Anordnung
ausführen
*Erstens halte ich es für falsch Verträge dieser Art zu machen. Wenn er aber besteht,
dann ist kein Grund gegeben, gegen ihn zu verstoßen.*
Ich weiss nicht, ob die Anordnung durchgeführt würde
Krankenschwester, 20 - 30 Jahre, bis 5 Jahre in der Psychiatrie

87. Ich habe selber vergleichbare Situationen erlebt
Ich glaube, vergleichbare Situationen kommen selten vor
schlecht, die Anordnung ist falsch
Ich würde versuchen, den Arzt umzustimmen, wenn das nicht gelingt, die Anordnung
ausführen
*Die Pat. hat ein Handling entwickelt mit ihrer Krankheit umzugehen, dies wird
dadurch nicht akzeptiert.*
Die Anordnung würde ausgeführt
Krankenschwester, über 40 Jahre, bis 5 Jahre in der Psychiatrie

88. Ich habe selber vergleichbare Situationen erlebt
Ich glaube, vergleichbare Situationen kommen öfter vor
nicht so gut, die Anordnung gefällt mir nicht
Ich würde versuchen, den Arzt umzustimmen, wenn das nicht gelingt, die Anordnung
ausführen
*Auch hier würde ich, da Frau Müller eine „alte" Bekannte von uns (mir) ist, mit dem
OA über die unnötige Medikamentengabe diskutieren. Sie würde die Medikament
von sich aus doch nicht weiter nehmen.*
Die Anordnung würde nicht ausgeführt
Krankenpfleger, 31 - 40 Jahre, bis 5 Jahre in der Psychiatrie

89. Ich selber habe eine solche Situation noch nicht erlebt
Ich glaube, vergleichbare Situationen kommen selten vor
nicht so gut, die Anordnung gefällt mir nicht

Ich würde versuchen, den Arzt umzustimmen, wenn das nicht gelingt, die Anordnung
ausführen
*Die Frau hat das Recht, selber zu bestimmen, bis jetzt hat sie noch niemanden
bedroht.*
Die Anordnung würde ausgeführt
Krankenschwester, über 40 Jahre, bis 5 Jahre in der Psychiatrie

90. Ich habe von vergleichbaren Situationen schon gehört
Ich glaube, vergleichbare Situationen kommen selten vor
nicht so gut, die Anordnung gefällt mir nicht
Ich würde versuchen, den Arzt umzustimmen, wenn das nicht gelingt, die Anordnung
ausführen
Ich akzeptiere den Willen der Pat. Ich bin dafür, Versprechen zu halten.
Die Anordnung würde ausgeführt
Krankenschwester, über 40 Jahre, bis 5 Jahre in der Psychiatrie

91. Ich habe selber vergleichbare Situationen erlebt
Ich glaube, vergleichbare Situationen kommen öfter vor
schlecht, die Anordnung ist falsch
Ich würde versuchen, den Arzt umzustimmen, wenn das nicht gelingt, die Anordnung
ausführen
*Ich muss dringend an die Behandlungsvereinbarung appelieren, die Beziehung und
das Vertrauen der Patientin gehen sonst verloren*
Die Anordnung würde ausgeführt
Krankenschwester, über 40 Jahre, 6 – 15 Jahre in der Psychiatrie

92. Ich selber habe eine solche Situation noch nicht erlebt
Ich glaube, vergleichbare Situationen kommen selten vor
nicht so gut, die Anordnung gefällt mir nicht
Ich würde versuchen, den Arzt umzustimmen, wenn das nicht gelingt, die Anordnung
ausführen
*Ich denke prinzipiell ist die Anordnung falsch, weil eine schriftliche Vereinbarung
getroffen wurde und zur Zeit kein lebensbedrohlicher Zustand besteht. Ich würde die
Anordnung ausführen, weil der Patientin durch die Medikamente kein Schaden
entsteht.*
Ich weiss nicht, ob die Anordnung in der Praxis ausgeführt würde
Krankenpfleger, 20 – 30 Jahre, bis 5 Jahre in der Psychiatrie

93. Ich habe selber vergleichbare Situationen erlebt
Ich glaube, vergleichbare Situationen kommen öfter vor
schlecht, die Anordnung ist falsch
Ich würde versuchen, den Arzt umzustimmen, wenn das nicht gelingt, die Anordnung
ausführen
*Das Vertrauen der Patientin zum therapeutischen Team würde zerstört, eine Entlas-
tungsmöglichkeit innerhalb ihrer Erkrankung als Bewältigungsstrategie ihr genom-
men. Nur in einem für die Patientin lebensbedrohlichen Zustand würde ich der
Anordnung folgen. Ansonsten den Zustand im Team gemeinsam bewältigen.*
Ich weiss nicht, ob die Anordnung in der Praxis ausgeführt würde
Krankenschwester, über 40 Jahre, über 15 Jahre in der Psychiatrie, Leitung

94. Ich selber habe eine solche Situation noch nicht erlebt
Ich glaube, vergleichbare Situationen kommen öfter vor
schlecht, die Anordnung ist falsch
Ich würde versuchen, den Arzt umzustimmen, wenn das nicht gelingt, die Anordnung
ausführen
*Auch in diesem Fall wird die gesamte bisherige Therapie über den Haufen geworfen.
Absprachen zwischen Personal und Patient werden gebrochen, das Vertrauensverhältnis ist kaputt. Auf dieser Basis ist es nicht mehr möglich, erneut ein vertrauens-
volles Verhältnis aufzubauen. Das Verhältnis zwischen dem psychiatrischen Team
und dem Oberarzt ist ebenfalls mehr als gestört. Psychiatrische Versorgung im KH
geht nur gemeinsam.*
Ich weiss nicht, ob die Anordnung in der Praxis ausgeführt würde
Krankenschwester, 31 - 40 Jahre, bis 5 Jahre in der Psychiatrie

95. Ich selber habe eine solche Situation noch nicht erlebt
Ich glaube, vergleichbare Situationen kommen selten vor
nicht so gut, die Anordnung gefällt mir nicht
Ich würde versuchen, den Arzt umzustimmen, wenn das nicht gelingt, die Anordnung
ausführen
Ich halte die Entscheidung aufgrund des Vertrages für einen Vertrauensbruch.
Ich weiss nicht, ob die Anordnung durchgeführt würde
Krankenschwester, über 40 Jahre, 6 - 15 Jahre in der Psychiatrie

96. Ich selber habe eine solche Situation noch nicht erlebt
Ich glaube, vergleichbare Situationen kommen selten vor
nicht so gut, die Anordnung gefällt mir nicht
schlecht, die Anordnung ist falsch
Ich würde versuchen, den Arzt umzustimmen, wenn das nicht gelingt, die Anordnung
ausführen
*Pat. ist Psychiatrie – Erfahrene, sie hat gelernt mit ihrer Erkrankung zurecht zu
kommen. Warum jetzt eine radikale Veränderung. Wird ihr das gut tun? Vertrauensbruch zu Pat. und Personal könnte auftreten.*
Ich weiss nicht, ob die Anordnung durchgeführt würde
Krankenschwester, 20 - 30 Jahre, 6 - 15 Jahre in der Psychiatrie

97. Ich selber habe eine solche Situation noch nicht erlebt
Ich glaube, vergleichbare Situationen kommen selten vor
nicht so gut, die Anordnung gefällt mir nicht
Ich würde versuchen, den Arzt umzustimmen, wenn das nicht gelingt, die Anordnung
ausführen
*Ich müsste gegen den Willen der Patientin, den diese in krankheitsfreiem Zustand
geäußert hat, verstoßen, obwohl er zu respektieren ist. Ich sehe hier auch keinen
„Teufelskreis", ich glaube eher, der OA will die Pat. beruhigen statt sich eingehend
mit ihr zu beschäftigen.*
Die Anordnung würde ausgeführt
Krankenpfleger, 20 - 30 Jahre, bis 5 Jahre in der Psychiatrie

98. Ich selber habe eine solche Situation noch nicht erlebt
Ich glaube, vergleichbare Situationen kommen selten vor

nicht so gut, die Anordnung gefällt mir nicht

Ich würde versuchen, den Arzt umzustimmen, wenn das nicht gelingt, die Anordnung
ausführen

*Medikamentöse Therapie scheint unnötig. Zwangsmaßnahmen machen das Ver-
trauensverhältnis zunichte. Ich habe allerdings noch nie erlebt, dass ein Pat. seine
Psychose ohne Medikamente „ausspinnen" darf.*

Ich weiss nicht, ob die Anordnung durchgeführt würde

Krankenschwester, 31 - 40 Jahre, bis 5 Jahre in der Psychiatrie

99. Ich selber habe eine solche Situation noch nicht erlebt

Ich glaube, vergleichbare Situationen kommen öfter vor

schlecht, die Anordnung ist falsch

Ich würde versuchen, den Arzt umzustimmen, wenn das nicht gelingt, die Anordnung
ausführen

*Ein lebensbedrohlicher Zustand liegt nicht vor. Wie wird sich die Beziehung in
Zukunft gestalten? Nach Abklingen der Symtomatik sollte ein Gespräch über zukünftige Medikamenteneinnahmen erfolgen. Der Wunsch der Patientin sollte berücksichtigt werden.*

Die Anordnung würde nicht ausgeführt

Krankenschwester, über 40 Jahre, bis 5 Jahre in der Psychiatrie

100. Ich habe selber vergleichbare Situationen erlebt

Ich glaube, vergleichbare Situationen kommen öfter vor

schlecht, die Anordnung ist falsch

Ich würde versuchen, den Arzt umzustimmen, wenn das nicht gelingt, die Anordnung
ausführen

*Es gibt eine schriftliche Vereinbarung, deren Bruch auch ein Bruch in der Bezie-
hungsgestaltung darstellt. Die Folgen sind dann wahrscheinlich „lebensbedrohlich".
Diese Maßnahme ist eine Teamentscheidung und auch der OA ist Teammitglied.*

Die Anordnung würde ausgeführt

Krankenpfleger, 31 - 40 Jahre, 6 - 15 Jahre in der Psychiatrie, Leitung

101. Ich habe selber vergleichbare Situationen erlebt

Ich glaube, vergleichbare Situationen kommen öfter vor

nicht so gut, die Anordnung gefällt mir nicht

Ich würde versuchen, den Arzt umzustimmen, wenn das nicht gelingt, die Anordnung
ausführen

*Unterschiedliche Meinungen müssen diskutiert werden und zu einer Entscheidung
führen. Das Milieu auf einer Station muss ein Setting schaffen, dass es möglich
macht, entscheidungsfähig zu bleiben. Für alle Beteiligten und auch für die Zukunft
im Sinne der gemeinsamen respektvollen Patientenversorgung unter Berücksichtigung von Erfahrung. Mut zu innovativen Ansätzen setzt die Anhörung und Berücksichtigung aller Teammitglieder voraus. Ziel soll die Teamentwicklung und ganzheitli-
che Patientenbetreuung sein.*

Ich weiss nicht, ob die Anordnung in der Praxis ausgeführt würde

Krankenpfleger, über 40 Jahre, über 15 Jahre in der Psychiatrie, Leitung

102. Ich selber habe eine solche Situation noch nicht erlebt

Ich glaube, vergleichbare Situationen kommen selten vor
nicht so gut, die Anordnung gefällt mir nicht
Ich würde versuchen, den Arzt umzustimmen, wenn das nicht gelingt, die Anordnung
ausführen
*Es gibt einen Patientenvertrag, der für mich bindend ist. Der neue Oberarzt kann
jedoch nur nach seiner Einschätzung und Erfahrung handeln. Man muss den Kompromiss herstellen zwischen Pat. und OA.*
Die Anordnung würde ausgeführt
Krankenpfleger, über 40 Jahre, über 15 Jahre in der Psychiatrie, Leitung

103. Ich selber habe eine solche Situation noch nicht erlebt
Ich glaube, vergleichbare Situationen kommen öfter vor
schlecht, die Anordnung ist falsch
Ich würde versuchen, den Arzt umzustimmen, wenn das nicht gelingt, die Anordnung
ausführen
*Sehr schwierige Situation, wenn genügend Kollegen da sind, die die Erfahrungen
aus den vergangenen Aufenthalten mitbringen könnte der OA vielleicht überzeugt
werden. Vielleicht auf halbe Dosis einigen und später wieder absetzen.*
Die Anordnung würde ausgeführt
Krankenschwester, 20 - 30 Jahre, 6 - 15 Jahre in der Psychiatrie

104. Ich habe von vergleichbaren Situationen schon gehört
Ich glaube, vergleichbare Situationen kommen öfter vor
schlecht, die Anordnung ist falsch
Ich würde versuchen, den Arzt umzustimmen, wenn das nicht gelingt, die Anordnung
ausführen
*Versuchen mit Hilfe der Kollegen, die die Pat. lange kennen, umzustimmen. Alles
andere wäre, in meinen Augen, gefährliche Körperverletzung, evt. auch zum Chefarzt gehen. Mein Arbeitsplatz ist mir jedoch auch wichtig. Sollten solche Entscheidungen öfter sein, würde ich mir überlegen, den Arbeitsplatz zu wechseln.*
Die Anordnung würde nicht ausgeführt
Altenpflegerin, über 40 Jahre, bis 5 Jahre in der Psychiatrie

105. Ich habe selber vergleichbare Situationen erlebt
Ich glaube, vergleichbare Situationen kommen öfter vor
schlecht, die Anordnung ist falsch
Ich würde versuchen, den Arzt umzustimmen, wenn das nicht gelingt, die Anordnung
ausführen
*Mich macht es wütend, die Entscheidung ist willkürlich und zeugt von mangelnder
Wertschätzung. Trotz Emotion würde ich dringend versuchen, sachlich – fundierte
Argumente aufzuzeigen und mit einem starken Team ist vieles möglich und gemein-
sam könnte man eine solche Entscheidung verhindern. Aber alleine, mit welcher
Konsequenz? Existenzsicherung contra Ethik?*
Ich weiss nicht, ob die Anordnung durchgeführt würde
Krankenschwester, 20 - 30 Jahre, bis 5 Jahre in der Psychiatrie

106. Ich habe selber vergleichbare Situationen erlebt
Ich glaube, vergleichbare Situationen kommen selten vor
nicht so gut, die Anordnung gefällt mir nicht

Ich würde versuchen, den Arzt umzustimmen, wenn das nicht gelingt, die Anordnung
ausführen
Teambesprechung, kein Alleingang.
Die Anordnung würde nicht ausgeführt
Krankenpfleger, 31 - 40 Jahre, 6 - 15 Jahre in der Psychiatrie

107. Ich selber habe eine solche Situation noch nicht erlebt
Ich glaube, vergleichbare Situationen kommen selten vor
schlecht, die Anordnung ist falsch
Ich würde versuchen, den Arzt umzustimmen, wenn das nicht gelingt, die Anordnung
ausführen
*Ausführliche Dokumentation, ggf. Aktennotiz. auch hier ist Verhandeln besser als
Anordnen, Hintergründe, die zur Anordnung führen müssen ausgemacht werden.
Alternativen suchen.*
Die Anordnung würde ausgeführt
Krankenpfleger, 31 - 40 Jahre, 6 - 15 Jahre in der Psychiatrie, Leitung

Acht TeilnehmerInnen haben ihre Entscheidung nicht schriftlich begründet.

Anlage 3.5: Argumente der Teilnehmerinnen, die sich in beiden Fallbeispielen gegen die ärztliche Anordnung entscheiden

19/1. Bei der Patientin liegt keine Eigen- oder Fremdgefährdung vor, die eine Fixierung rechtfertigen würde. Die Bezugspersonen hätten sie beruhigen können. Sie hat im Chefarzt wahrscheinlich den Vater gesehen.
3/2. Es wäre gegen den Willen der Patientin. Ich würde den behandelnden Chefarzt informieren, da er die Patientin ebenfalls kennt.
Altenpflegerin, 6 -15 Jahre in der Psychiatrie, über 40 Jahre alt

23/1. Die Patientin, die bereits auf dem Weg ist, mit ihrer Manie besser umgehen zu können, würde durch die völlig überflüssige Fixierung wieder stark zurückgeworfen und aufgebracht. Sie sieht in der Arztbeziehung die Problematik mit ihrem Vater, die bisher nicht aufgearbeitet wurde. Die Patientin braucht Ruhe anderer Art, Verständnis um sich öffnen zu können, Empathie.
8/2 Ich verstehe ich hier als Anwalt der Patientin und stelle mich hinter sie. Sie kann nichts für ihre Krankheit und es gibt andere Möglichkeiten ihr kompetent zu helfen
Krankenschwester, über 41 Jahre alt, 6 - 15 Jahre in der Psychiatrie,

37/1. In diese Situation kann ich selber auch kommen, dass ich einen Patienten (IN) wegen einer persönlichen Kränkung zu Unrecht reglementiere. Dies empfinde ich als Alltag – auch wir sind nicht unfehlbar und haben unsere eigenen Anteile. Unprofessionell fände ich es, wenn meine Mitarbeiter dies bemerken und mir nicht mitteilen. m schlimmsten jedoch, mein Reglementieren auch noch unterstützen. Nur durch ein STOP und Verweigern kann hier der Chefarzt (bzw. könnte ich) zur Reflexion meines Handelns gezwungen werden. In der Geschichte der Psychiatrie wäre und wird oft nur durch klaren Widerstand, bzw. Verweigerung von unprofessionellem Handeln eine Umkehr zu Gunsten der psychisch kranken Menschen erreicht.
5/2. Auch in dieser Situation hilft nur klarer Widerstand bzw. Unterlassung. Wenn zwei Oberärzte gegeneinander konkurrieren, darf eine Patientin, die ihre Psychose als Teil Ihres Lebens sieht und damit gut zurecht kommt, nicht unter dem Machtgerangel leiden. Denn sie selbst muss dies letztendlich alleine aushalten und dies kann doch kein Oberarzt verantworten. Wieso denn ich?
Krankenschwester, über 40 Jahre alt, > 15 Jahre in der Psychiatrie, Stationsleitung

26/1. Als Bezugsperson würde ich, nach den wenigen Informationen, die Anordnung nicht ausführen und dies begründen, dass Michaela ablenkbar ist und was ich statt dessen mit ihr tun würde.
21/2. Im Rahmen mit der Patientin zu verhandeln statt zu behandeln wäre die Anordnung falsch, auch hinsichtlich des Verlaufes und der Erklärung und Einschät-

zung der Patientin. Ein Begleiten und Bearbeiten hinsichtlich Frühwarnzeichen und/oder rechtzeitigem in Anspruch nehmen von Hilfen wäre sinnvoller.
Krankenschwester, 6 – 15 Jahre in der Psychiatrie, über 40 Jahre alt

5/1. Weil die Anordnung falsch ist. Es ist eine einsame Entscheidung des Arztes ohne Rücksicht auf das Erleben von anderen Berufsgruppen.
13/2. Vereinbarungen sind einzuhalten, es geht um die Selbstbestimmung der Patientin
Krankenpfleger, bis 5 Jahre in der Psychiatrie, zwischen 20 und 30 Jahre alt

30/1. Die Anordnung ist falsch und unverantwortlich, ich würde versuchen den Arzt mit Hilfe des Teams umzustimmen.
19/2. Unverantwortlich! In unserem Team würde das ganze Team versuchen den Arzt umzustimmen. Wenn die Anordnung dennoch ausgeführt würde, würde ich mir ernsthaft Gedanken machen, meinen Beruf zu wechseln
Krankenschwester, über 40 Jahre alt, über 15 Jahre in der Psychiatrie

20/1. Es besteht eine Vertrauensbasis, die Patientin ist in der Lage Absprachen einzuhalten und in der Zusammenarbeit mit der Bezugsperson wurden Fortschritte erzielt. Es besteht kein Anlass und keine Rechtfertigung für eine Fixierung.
14/2. Es bestehen Vereinbarungen und Zusicherungen, die Durchführung wäre ein Vertrauensbruch und würde das aufgebaute Verhältnis zur Patientin gefährden. Die Selbstbestimmung der Patientin ist zu respektieren. Zudem besteht kein Anlass zur Zwangsmedikation.
Krankenschwester, 30 – 40 Jahre alt, 6 – 15 Jahre in der Psychiatrie,

27/1. Wenn ich eine Bezugsperson wäre, fände ich es für wichtig, in einem Gespräch herauszufinden, weshalb solche verbalen Ausbrüche auftreten – was sind die Gründe? Ein gemeinsames Gespräch mit allen Betroffenen wäre für mich sehr wichtig und gut für die Patientin um Lösungswege zu suchen.
15/2. Es gibt eine Abmachung mit der Patientin und es liegt keine Lebensgefahr vor.
Krankenschwester, 30 – 40 Jahre alt, 6 – 15 Jahre in der Psychiatrie,

1/1. Dies hat mit Therapie nichts zu tun, es ist Willkür und Bestrafung.
7/2. Die Patientin hat ein Recht auf Selbstbestimmung.
Krankenschwester, 30 – 40 Jahre alt, 6 – 15 Jahre in der Psychiatrie,

34/1. Die Anordnung ist juristisch nicht legitim, ethisch in höchstem Maße fraglich und auch fachlich hätte ich extreme Bedenken.

23/2. Sie ist juristisch nicht legitim und fachlich nicht angemessen. Es ist nicht mein Auftrag den „Teufelkreis" zu durchbrechen, Wenn der OA das will, soll er es selber tun.
Krankenpfleger, 6 - 15 Jahre in der Psychiatrie, zwischen 30 und 40 Jahre alt, Leitung

18/1. Es wäre Freiheitsberaubung nach § 237 STGB. Eine freiheitsentziehende Maßnahme muss eine Rechtsgrundlage haben. Fremdgefährdung ist hier nicht ersichtlich.
6/2. Das Grundrecht der Selbstbestimmung ist verletzt. Es ist keine Rechtsgrundlage für eine Medikation gegen ihren Willen ersichtlich. Die Gabe der Medikamente entspricht einer Körperverletzung, einer Freiheitsberaubung und unter Umständen einer Vergiftung.
Krankenpfleger, 6 - 15 Jahre in der Psychiatrie, über 40 Jahre alt

24/1. Das aufgebaute Vertrauensverhältnis und die Beziehung wird dadurch gestört. Es liegt weder Eigen- noch Fremdgefährdung vor und es ist nicht meine Aufgabe nur weil der Chefarzt sich ärgert im bei einer willkürlichen Entscheidung behilflich zu sein. Das ist keine psychiatrische Pflege.
17/2. Die Entscheidungen von Fr. M. wurden bisher akzeptiert. Was will der OA sich beweisen. Es gibt ausdrückliche Abmachungen und es besteht keine Lebensgefahr.
Krankenpfleger, 6 - 15 Jahre in der Psychiatrie, zwischen 20 und 30 Jahre alt

31/1. 1. Es besteht keine Notwendigkeit meinerseits zur Fixierung, da keine Fremd- oder Eigengefährdung vorliegt
2. Die Beziehung zu Michaela als Bezugspflegekraft würde massiv gestört und beeinträchtigt.
3. Es würde gegen die Grundlagen psychiatrischer Pflege verstoßen und ich könnte es nicht mit meinem Gewissen vereinbaren.
13/2 1. Es besteht eine Vereinbarung mit Fr. Müller und das Durchführen der Anordnung wäre ein Vertragsbruch.
2. Die Beziehungsgestaltung als Bezugspflegekraft wäre gestört.
3. Es wäre ein fahrlässige, strafrechtlich relevante Handlung
Krankenpfleger, bis 5 Jahre in der Psychiatrie, zwischen 20 und 30 Jahre alt

22/1. Die Patientin ist mittlerweile einigermaßen kooperativ, hat Vertrauen aufgebaut und selbiges wäre dahin.
16/2. Getroffene Absprachen sind bindend. Eitelkeiten von einzelnen OÄ. sind hinreichend bekannt. Er soll sich andere Handlanger suchen. Ich mache da nicht mit
Krankenpfleger, über 40 Jahre alt, über 15 Jahre in der Psychiatrie, Leitung.